Anise M. Behnam

Noch gesund?

ANISE M. BEHNAM

NOCH GESUND?

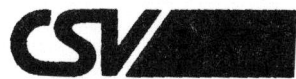

Christliche Schriftenverbreitung
Postfach 10 01 53, 42490 Hückeswagen

Die amerikanische Originalausgabe erschien unter dem Titel „To your health" im Verlag Believers Bookshelf, Sunbury, Pa. 17801, USA.

Die Bibelstellen werden nach der im R.Brockhaus Verlag Wuppertal erschienenen „Elberfelder Bibelübersetzung" in nicht revidierter Fassung angeführhrt.

© 1995 der deutschsprachigen Ausgabe by
Christliche Schriftenverbreitung, 42490 Hückeswagen
Aus dem Amerikanischen übersetzt von Hartmut und Gunhild Lauber
Satz und Gestaltung: Christliche Schriftenverbreitung,
04430 Böhlitz-Ehrenberg
Belichtung: Laserstudio Pruntsch
Druck: Ebner Ulm

INHALT

Einleitung		7
1.	Lebst du wirklich?	10
2.	Ernährung	13
3.	Training	31
4.	Hygiene	36
5.	Die innere Einstellung	48
6.	Denkschutz	56
7.	Gefahrensignale erkennen	63
8.	Regelmäßige Kontrollen	65
9.	Der große Arzt	69
10.	Zusammenfassung	73

Widmung

*Dieses Buch ist allen Kindern Gottes gewidmet,
deren Gesundheit durch die schädliche Kost dieser Welt
gelitten hat.
Darüber hinaus ist es denen gewidmet,
die den Wunsch haben,
sich der bestmöglichen Gesundheit zu erfreuen bis zu
dem spannenden Augenblick,
wenn „wir ihm gleich sein werden,
denn wir werden ihn sehen wie er ist"
(1. Joh 3,2).*

EINLEITUNG

„Fürwahr, Gott ist ... gut ...
Ich aber – wenig fehlte, so wären meine Füße abgewichen, um nichts wären ausgeglitten meine Schritte ...
Doch ich bin stets bei dir: du hast mich erfaßt bei meiner rechten Hand;
Durch deinen Rat wirst du mich leiten, und nach der Herrlichkeit wirst du mich aufnehmen.
Wen habe ich im Himmel? und neben dir habe ich an nichts Lust auf der Erde"
(aus Psalm 73, einem Psalm von Asaph).

„Schreibt jemand ein Buch", hat einmal William Kelly gesagt, „so bringt er damit zum Ausdruck, daß er dem Leser irgend etwas Nützliches anzubieten hat, es sei denn, er ist ein gewissenloser Mann." Der erhoffte Nutzen dieses Buches besteht nicht in neuen Informationen, sondern in der Erinnerung an die Dinge, „die wir von Anfang gehört haben". Der Herr Jesus hat einmal zu Seinen Jüngern gesagt: „Wenn ihr dies wisset, glückselig seid ihr, wenn ihr es tut" (Joh 13,17). Der Zweck dieses Buches besteht also in der Ermahnung.

Der Anlaß für dieses Buch ist die traurige Tatsache, daß wir bezüglich materieller Dinge weiser geworden sind als bezüglich geistlicher Dinge. Wir leben in einer Zeit, in der sich viele Christen anscheinend mehr Gedanken darüber machen, was sie essen und anziehen sollen, als über das Wohlergehen ihrer Seele. Man könnte meinen, wir hätten die Bedeutung der Worte unseres Herrn Jesus Christus umgedreht, der gesagt hat: „Trachtet aber zuerst nach dem Reich Gottes und nach seiner Gerechtigkeit, und dies alles [Essen und Kleidung] wird euch hinzugefügt werden" (Mt 6,33).

8 Noch gesund?

Fakten über die Ernährung werden mehr und mehr zum Allgemeinwissen, und viel ist in Sachen Öffentlichkeitsarbeit im Gesundheitswesen schon getan worden. Dieses Buch macht sich auch diese Tatsache zunutze; es könnte gut im Vorwort mit der Frage beginnen: „Lehrt euch nicht selbst die Natur?" Denn die Natur lehrt uns tatsächlich, daß wir, wenn wir nicht essen, nicht erwarten dürfen, gesund zu bleiben. Wenn wir uns nicht waschen, können wir nicht sauber bleiben.

Im Blick auf den Körper hat der Autor unzählige Fälle beobachtet, die die Fakten beweisen, die in diesem Buch genannt werden. Was den geistlichen Gesichtspunkt betrifft, so gesteht er demütig und beschämt, daß er immer dann traurige und bittere Erfahrungen machen mußte, wenn er die Prinzipien für gute Gesundheit vernachlässigte, die in diesem Buch beschrieben sind. Dieses Buch wurde mit dem Wunsch geschrieben, anderen solch eine Erfahrung zu ersparen.

Ich bin in einem christlichen Elternhaus in Ägypten geboren. Dort hielten sich oft Diener des Herrn auf, die sich auf Reisen befanden. Ich hörte das Evangelium von früher Kindheit an, und als ich 15 Jahre alt war, betete ich um Errettung. Obwohl ich teilweise Siege erfuhr, gab es andere Zeiten völliger Niederlagen. Dieser unglückliche Zustand hielt einige Jahre lang an. Danach ging ich in die Vereinigten Staaten, um meine medizinischen Studien fortzuführen, was viele Stunden harter Arbeit und intensiven Studierens erforderte. Wenn ich das Gebet und das Lesen des Wortes Gottes vernachlässigte, hatte dies immer traurige Folgen. Oft fragte ich mich, ob ich überhaupt wahrhaft wiedergeboren sei, und ich wußte, daß es so nicht weitergehen konnte. Ob ich mich nun im Alter von 15 Jahren bekehrt habe oder später, weiß ich nicht. Ich werde das wissen, wenn ich IHN sehen werde, der mich errettet hat. Aber all das beweist nur, was ich in diesem

Buch betonen möchte: Ein Gläubiger, der das Lesen des Wortes Gottes und das Gebet vernachlässigt, kann in einen Zustand „geistlichen Komas" fallen, so daß es schwer feststellbar ist, ob er tot oder lebendig ist. Aber der gute Hirte, der Sein Leben für die Schafe gab, ist auch „der große Hirte der Schafe", der sie zurechtbringt.

Einige Jahre später packte ich bei der Vorbereitung auf einen Urlaub zufällig zwei Bücher ein. Das eine war „The Death of a Nation" (zu deutsch: „Der Tod einer Nation") von Storner, das andere „Gefoltert für Christus" von Wurmbrand. Das erste zeigte mir das Schicksal der Welt, in der wir leben, das andere öffnete mir den Blick für einige echte Christen, die treu waren bis zum Tod. Ich hatte vorher schon viele christliche Bücher gelesen. Aber es scheint mir, daß es dem Herrn in Seiner Güte gefiel, diese beiden Bücher zu benutzen, um mich „in den Pfaden der Gerechtigkeit um seines Namens willen" zu leiten. Wenn es Ihm gefiele, dieses Buch zu benutzen, um einem anderen unterernährten Christen zu helfen, wäre ich mehr als belohnt.

A.M. Behnam

Kapitel 1:
LEBST DU WIRKLICH?

„Wer den Sohn hat, hat das Leben" (1. Joh 5,12).

„Dies aber ist das ewige Leben, daß sie dich, den allein wahren Gott, und den du gesandt hast, Jesus Christus, erkennen" (Joh 17,3).

„Denn der Lohn der Sünde ist der Tod, die Gnadengabe Gottes aber ewiges LEBEN in Christus Jesus, unserem Herrn" (Röm 6,23).

Bevor ich damit beginne, über Grundsätze für eine gute Gesundheit zu sprechen, möchte ich sichergehen, daß mein Leser auch wirklich lebt. Das mag sich merkwürdig anhören. Aber es gibt tatsächlich Leute, die Bücher lesen und diskutieren und die dennoch – geistlich gesehen – tot sind. Es hat sogar Menschen gegeben, die Vorträge über geistliche Themen hielten und selbst kein geistliches Leben hatten.

Der Apostel Paulus spricht von toten Leuten, die umhergehen! „Auch euch", schreibt er, „die ihr tot waret" (Eph 2,1.2). Dies bedeutet, daß sie physisch lebten, aber geistlich tot waren. Die Bibel benutzt das Wort „Tod" in drei Bedeutungen:

1. Der physische (oder biologische) Tod, der uns gut bekannt ist. Er ist die Trennung des Körpers von der Seele. Diese Bedeutung liegt auch in der Aussage, „Es ist dem Menschen gesetzt, einmal zu sterben" (Heb 9,27).

2. Geistlicher Tod bedeutet, daß man nicht wiedergeboren ist. Der Betreffende ist aus der Sicht Gottes noch tot in seinen Sünden. Es heißt von ihm, daß er „ent-

fremdet dem Leben Gottes" ist (Eph 4,18). Diese Trennung von Gott ist der geistliche Tod, auf den Paulus sich in Epheser 2,1.2 bezieht. Dies ist der Zustand all derer, die den Herrn Jesus Christus nicht als Heiland angenommen haben.

3. Der ewige Tod ist das endgültige und ewige Schicksal derer, die geistlich tot sind. Sie werden eine schreckliche Ewigkeit erleben in der Trennung von Gott.

Wenn jemand einen Herzstillstand erleidet (d.h., wenn sein Herz aufhört zu schlagen), nützen ihm Belehrungen über die Gesundheit, wie etwa die richtige Diät und Hygiene, gar nichts. Niemand wird zu diesem Zeitpunkt daran denken, dem Kranken einen Vortrag darüber zu halten, daß er mehr Bewegung brauche. Das wäre vergebliche Mühe. Er muß zuerst wiederbelebt werden; man muß die Herz–Lungen–Massage anwenden. Wenn das Herz reagiert und er wiederbelebt werden kann, dann sind Ratschläge über eine andere Lebensweise wertvoll für den Kranken. Wenn Du noch kein ewiges Leben empfangen hast, so darf ich Dich jetzt mit der Person bekannt machen, die Dir dieses Leben geben will. Er kam, damit Menschen „Leben haben, und es im Überfluß haben" (Joh 10,10). Es ist Jesus Christus, der Herr. Alle, die IHN aufnehmen – das sind die, die an Seinen Namen glauben, – die macht ER durch die neue Geburt zu Kindern Gottes (vgl. Joh 1,12.13).

Zuerst hatte ich daran gedacht, diesem Kapitel eine andere Überschrift zu geben, nämlich „Die Rassenfrage". Dies deshalb, weil in der Medizin die Rasse eines Menschen für gewisse gesundheitliche Probleme bestimmend sein kann. Es gibt zum Beispiel gewisse Krankheiten, die häufiger bei Orientalen auftreten, andere unter Farbigen und andere wieder unter Juden. Vielleicht bist du überrascht zu erfahren, daß es – geistlich gesehen – nur zwei Rassen gibt:

- diejenigen, die nur einmal geboren sind; sie sind einfach Menschenkinder und
- diejenigen, die wiedergeboren sind; sie sind außerdem noch Kinder Gottes.

Für die letzte Gruppe ist dieses Buch geschrieben. Wenn du noch nicht wiedergeboren bist, so beginne bitte nicht mit dem nächsten Kapitel, bevor du Christus als deinen Herrn angenommen hast. Er möchte, daß du es tust. Schiebe es nicht auf. Er spricht jetzt zu dir.

„Wer zu mir kommt, den werde ich nicht hinausstoßen"
(Joh 6,37).

Kapitel 2:
ERNÄHRUNG

„Deine Worte waren vorhanden, und ich habe sie gegessen, und deine Worte waren mir zur Wonne und zur Freude meines Herzens" (Jer 15,16).

„Wie süß sind meinem Gaumen deine Worte, mehr als Honig meinem Munde!" (Ps. 119,103).

Vielleicht hast Du schon die Aussage einiger Ernährungswissenschaftler gehört: „Du bist, was du ißt". Darin liegt sicher etwas Wahres. Wenn man z.B. dauernd Nahrung zu sich nimmt, die wenig eisenhaltig ist, kann sich eine „Eisenmangelanämie" einstellen. Wenn man zuviel ißt, wird man fettleibig; und Hungern führt zu einer starken Abmagerung (d.i. Verfall des Körpers).

Vor einigen Jahren schockierten die Medien die zivilisierte Welt mit herzzerreißenden Darstellungen ausgezehrter, vor Hunger sterbender Kinder mit eingefallenen Augen und hervorstehenden Rippen. Wir empfanden alle tiefes Mitleid mit ihnen, bei einigen von uns ging das so weit, daß wir sogar etwas dagegen taten! Es gibt jedoch ein weit ernsteres Problem als den physischen Hungertod, ein Problem, das in unseren Häusern existiert und dem gegenüber wir offenbar gleichgültig sind. Ich spreche natürlich über den geistlichen Hungertod. Während immense Summen aufgewendet werden müssen, um Hungersnöte im Ausland zu lindern (und wir sollten in diesen Fällen sehr großzügig spenden), ist die Voraussetzung für unsere geistliche Ernährung, daß man überhaupt erst einmal danach verlangt. Wir müssen die Not geistlicher Unterernährung erkennen und die vielen Krankheiten, die deren Folgen

14 Noch gesund?

sind. Natürlich kann der Ungläubige das nicht verstehen. Vor einigen Jahren hatte ich beim Frisör ein Gespräch mit einem Mann. Er kam auf das Thema „hungernde Kinder" zu sprechen. Ich war ganz seiner Meinung, daß dies eine traurige Situation sei, fügte aber hinzu, daß es genauso schlimm sei, wenn man nicht vom Brot des Lebens gegessen habe. Dem konnte er nicht zustimmen. Als ich das nächste Mal zu meinem Frisör ging, erzählte er mir, daß jener Mann tot zu Boden gefallen war, als er auf der Schwelle seines Hauses stand, um die Tür zu öffnen. Ich hoffe, daß er den Herrn noch kennengelernt hat, bevor er starb.

Was soll ich essen? Was ist wirkliche Nahrung für den Gläubigen? Das sind sehr wichtige Fragen.

Jede Mutter, die ein Baby erwartet, möchte z.B. wissen, womit sie Ihr Kind füttern soll, sobald es geboren ist. Offensichtlich muß ein Baby zuerst mit Milch oder Babynahrung gefüttert werden. Schon bald aber erwartet man, daß es wächst und sich selbst mit fester Speise ernährt.

Während alle Eltern sehr bestürzt wären, wenn ihr Baby nicht wachsen würde, sind wir oft kaum besorgt, wenn es um den geistlichen Bereich geht.

Was nun die geistliche Nahrung betrifft, ob es die Milch für das Baby oder das Fleisch für die Erwachsenen ist, wir werden alles im Wort Gottes, der BIBEL, finden.

Jeremia, dieser einfühlsame Prophet, der in Israel während einer Zeit lebte, als das Wort Gottes fast ganz vergessen war, sagte einmal zu Gott: „Deine Worte waren vorhanden, und ich habe sie gegessen, und deine Worte waren mir zur Wonne und zur Freude meines Herzens" (Jer 15,16). Es ist eine Nahrung, die Freude gibt. Psalm 119 ist, wie du weißt, der längste Psalm (auch das längste Kapitel) in der Bibel; er hat 176 Verse, und in mindestens

170 Versen wird das Wort Gottes erwähnt. In Vers 103 sagt der Schreiber: „Wie süß sind meinem Gaumen deine Worte, mehr als Honig meinem Munde!" Es ist auch Nahrung, die lebensnotwendig ist. In der Ernährungswissenschaft kennt man Nahrungsmittel, die notwendige Bestandteile enthalten und die der Körper sich nicht anders beschaffen kann. Sie müssen aufgenommen werden, damit der Körper auf gesunde Art und Weise funktionieren kann. Der Herr Jesus betonte, daß der Mensch nicht von Brot allein lebt, „sondern von jedem Wort, das durch den Mund Gottes ausgeht" (Mt 4,4).

Wir sehen also, daß die Bibel (das Wort Gottes) Gottes Nahrung für Seine Kinder ist, und zwar süße und lebenspendende Nahrung.

Wir wollen jetzt Ernährungskrankheiten besprechen. Wir werden kurz vier Probleme im Zusammenhang mit der Ernährung behandeln: *Unterernährung*; *Fettleibigkeit (Überessen)*; *schlechte Ernährung* und *Lebensmittelvergiftung*.

UNTERERNÄHRUNG

Zweifellos ist Unterernährung eins der ernstesten und am häufigsten auftretenden Probleme unter Christen heutzutage. Dies hängt nicht mit der Knappheit der Lebensmittel zusammen wie bei physischer Unterernährung. Auch ist es das Verlangen unseres Gottes und Vaters, daß alle Seine Kinder angemessen ernährt werden. Der Heilige Geist sagte durch Paulus: „Laßt das Wort des Christus reichlich in euch wohnen" (Kol 3,16). Das Buch der Psalmen beginnt mit der Beschreibung eines Mannes, der wahrhaft gesegnet ist und ständig Frucht bringt. Dieser Mann hat großes Gefallen am Gesetz des HERRN. Er sinnt darüber *Tag und Nacht* (Ps 1).

16 Noch gesund?

WARUM sind denn viele Christen unterernährt? Wenn du die Gewohnheit hast, den Teufel dafür verantwortlich zu machen, kannst du das auch diesmal tun und dabei ganz im Recht sein. Satan möchte sicher nicht, daß du dich vom Wort Gottes ernährst. Er weiß, wie abträglich dies seiner Sache ist. Mit drei Versen wurde er vom Herrn Jesus in der Wüste gänzlich geschlagen (Mt 4,1–11). Satan weiß, daß das „Schwert des Geistes, welches Gottes Wort ist" (Eph 6,7), jederzeit die Schlacht gegen ihn gewinnen wird. Das ist zweifellos der Grund, weshalb Satan oft versucht hat, die Bibel auszulöschen, was ihm natürlich nicht gelungen ist. Eine Zeitlang hat er sie den Leuten erfolgreich vorenthalten, aber schließlich hat er auch diese Schlacht verloren.

WIE gelingt es Satan dennoch, Christen davon abzuhalten, sich vom WORT Gottes zu ernähren, wenn es doch ein Genuß ist und so wichtig ist für ihre Gesundheit? Die Antwort lautet:

1. Sie haben sich den Appetit verdorben. Hast Du schon einmal einen gesunden jungen Menschen bei Tisch sitzen sehen, der sein Lieblingsessen bekam und doch nicht mit gewohntem guten Appetit aß? Würdest du nicht denken, daß ihm etwas den Appetit verdorben hat? Wenn ein Kind sich den Magen mit schlechtem Essen vollstopft, wird es keinen Platz haben für das gute und nahrhafte Essen, das es wirklich braucht. Ich glaube, daß diese Tatsache viel ernster ist, als es vielen von uns bewußt ist.

2. Wertloses Essen mag an sich harmlos sein, und wir können uns einreden und schließlich selbst glauben, daß wir diesbezüglich nicht so streng zu sein brauchen, bis es schließlich unsere Hauptspeise wird. Es gibt viele Arten wertlosen Essens: einiges schmeckt ganz würzig,

manches hat einen künstlichen Geschmack, aber eins haben sie alle gemeinsam: sie stopfen voll, ohne zu sättigen. Da Satan weiß, daß verschiedene Menschen unterschiedlichen Geschmack haben, hat er für jeden etwas zu bieten: bei dem einen sind es „harmlose" Romane, bei dem anderen leeres Geschwätz oder Klatsch, wieder bei einem anderen ist es eine interessante Fernsehsendung. Das Ergebnis ist das gleiche: es verdirbt den Appetit.

3. Ein weiterer Trick des Feindes ist, daß er jemanden veranlaßt, seine geistliche Mahlzeit „ein wenig" zu verschieben. Diesen Trick des Hinauszögerns benutzt er immer bei Ungläubigen, und das hat sich als erfolgreich erwiesen. Deshalb wendet er ihn auch oft bei Gläubigen an. Er sagt z.B. einer Hausfrau, daß sie alle ihre Hausarbeit zuerst tun soll. Er wird sie sogar an viele Dinge erinnern, die sie tun muß, immer dann, wenn sie die Schrift lesen möchte. Er wird verschiedene Vorschläge für verschiedene Leute haben, aber das Ziel, das er dabei hat, ist immer dasselbe.

BEHANDLUNG

Dieser ernste Zustand muß sorgfältig verhindert werden. Er muß sofort bekämpft werden, wenn er auftritt. Im Alten Testament gab Gott durch Mose diesbezüglich Gebote: „Und diese Worte, die ich dir heute gebiete, sollen auf deinem *Herzen* sein. Und du sollst sie deinen Kindern *einschärfen* und davon reden, wenn du *in deinem Hause sitzest*, und wenn du *auf dem Wege gehst*, und wenn du dich *niederlegst*, und wenn du *aufstehst*" (5. Mo 6,6.7). Du siehst also, daß diese Nahrung ständig gegeben werden sollte. Diese Unterweisungen wurden beständig wiederholt. Gott versprach Israel, daß dies ihre Tage „wie die

Tage des Himmels über der Erde" (5. Mo 11,21) machen würde.

Im Neuen Testament werden wir ermahnt, das Verlangen nach Gottes Wort zu fördern. Der Apostel Petrus gibt uns den guten Rat, daß wir, wie ein neugeborenes Baby nach Milch verlangt (1. Pet 2,2), ebenfalls nach dem Wort Gottes verlangen sollen. Wenn das Baby nach der Milch verlangt, schreit es, und nichts wird es davon abbringen, bis es sie bekommt. Spielzeug wird es nicht befriedigen, und Späße werden ihm nicht gefallen. Es muß diese Milch bekommen, damit es „dadurch wachsen" kann. Es ist eine traurige Tatsache, daß viele erwachsene Christen leichter von ihrer geistlichen Speise abgelenkt werden können als Babys von ihrer natürlichen!

Sind wir einmal an wertloses Essen gewöhnt, wird Satan es leicht haben, uns ganze „Schundmahlzeiten" anzubieten. Dieses Essen wird von unserem Herrn im Gleichnis vom verlorenen Sohn als die „Träber, welche die Schweine fraßen" (Lk 15,16) bezeichnet. Viele Väter und Mütter, die allein schon der Gedanke, daß jemand ihre Kinder mit Müll füttern könnte, erschauern läßt, verhalten sich relativ gleichgültig in bezug auf deren geistliche Nahrung, die viel wichtiger ist. Vielleicht ist der Leser schockiert, so etwas zu hören. Aber es ist wahr – in dieser Aussage liegt nicht die geringste Übertreibung.

WARNUNGEN

LAß DICH WARNEN VOR „SCHUND–ESSEN".

LAß DICH DAVOR WARNEN, GEISTLICHE MAHLZEITEN ZU VERSCHIEBEN.

> *„Wie liebe ich dein Gesetz!*
> *Es ist mein Sinnen den ganzen Tag"*
> *(Ps 119,97).*

Wir sehen hier, daß es außerordentlich wichtig ist, einen guten Appetit und wirklichen Hunger auf Gottes Wort zu haben, um uns einer guten geistlichen Gesundheit zu erfreuen. Je mehr wir das Wort Gottes lesen und darüber nachdenken, desto mehr Freude werden wir daran haben und werden um so mehr darin lesen und darüber nachdenken wollen.

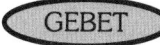
GEBET

> *„Öffne meine Augen, damit ich Wunder schaue in deinem Gesetz!" (Ps 119,18)*

Andererseits spricht das wertlose Essen, welches die Welt und ihr Gott Satan anbieten, unsere natürlichen Bedürfnisse an[1].

Erinnerst du dich, wie die Kinder Israel sich während der Wüstenreise einmal nach der Speise Ägyptens zurücksehnten? Sie vermißten den Lauch, den Knoblauch und die Zwiebeln (4. Mo 11,5). Ich kann ihre Gefühle wirklich verstehen, da ich auch in Ägypten geboren bin und dort 28 Jahre lang gelebt habe. Ich habe fast ein ganzes Jahr gebraucht, um mich auf die neue Nahrung in den USA einzustellen. Die Nahrung, die die Israeliten vermißten, schmeckt sehr gut, hat aber größtenteils nur sehr wenig Nährwert. Ferner verursachen Knoblauch und Zwiebeln einen schlechten Atemgeruch! Das ist vergleichbar mit Satans wertlosem Essen. Deine Sprache wird dich unmittelbar verraten, und deine Brüder und Schwestern werden

---

1 Satan, die Welt und unsre alte Natur (das Fleisch) sind unsere Feinde; dieses Thema wird nochmals unter der Überschrift: „Denkschutz" in Kap. 6 behandelt. Ferner wird in Grant Steidls Buch „Konflikt" – erschienen im gleichen Verlag – das gleiche Thema besprochen.

sofort wissen, daß du keinen Umgang mit dem Herrn Jesus hattest, „denn aus der Fülle des Herzens redet der Mund" (Mt 12,34).

Im Gegensatz dazu vermißten die Kinder Israel die Speisen Ägyptens nicht, als sie sich an den Früchten des Landes Kanaan erfreuten. Nichts wird uns so von dem Verlangen nach wertloser Nahrung befreien wie die Gemeinschaft mit Christus und das gewohnheitsmäßige sich Nähren von dem Wort Gottes.

FETTLEIBIGKEIT DURCH ZU VIELES ESSEN

Fettleibigkeit wird heutzutage als ernsthafte Gefahr für die Gesundheit angesehen. Sie vergrößert definitiv das Risiko für viele Krankheiten, u.a. Bluthochdruck und Herzinfarkt.

Es gibt viele Organisationen, deren einzige Aufgabe darin besteht, fettleibigen Leuten beim Abnehmen zu helfen, und diese Organisationen scheinen noch auf lange Zeit sehr viel zu tun zu haben.

Warum werden viele Leute dick? Der Hauptgrund ist, daß sie mehr zu sich nehmen, als sie verwerten können! Ich denke, man kann die geistliche Anwendung leicht sehen: sie ist eine sehr wichtige Lektion für uns. Der Apostel Paulus sagt: „Erkenntnis bläht auf" (1. Kor 8,1). Aber er fügt hinzu, daß die Liebe erbaut. Wenn wir also die Bibel lesen, um bloßes Kopfwissen zu bekommen, macht uns das stolz, und wir werden aufgebläht. Die Christen in Korinth waren reich an Wissen und Gaben (1. Kor 1,5.7). Aber als furchtbare Unmoral öffentlich unter ihnen bekannt war, taten sie dennoch nichts dagegen. Ihr Wissen war hauptsächlich Kopfwissen, und der Apostel sagt ihnen: „Ihr seid aufgeblasen" (1. Kor 5,1.2)!

Wir sehen also: die Gefahr für einen Christen besteht nicht darin, daß er sich zuviel von Gottes Wort ernährt, sondern daß er es in seinem täglichen Leben nicht umsetzt. Dieselbe Menge Essen, die einen faulen Menschen dick werden läßt, wird einem hart arbeitenden Menschen helfen, Muskeln aufzubauen.

> *„Wie ihr nun den Christus Jesus, den Herrn, empfangen habt, so wandelt in ihm" (Kol 2,6).*

Paulus hatte einen sehr gesunden Wunsch für die Kolosser: „Um würdig des Herrn zu *wandeln* zu allem Wohlgefallen, in jedem guten *Werke* fruchtbringend, und wachsend durch die *Erkenntnis* Gottes" (Kol 1,10).

Wandel, Arbeit, Erkenntnis

WANDEL: würdig des Herrn
ARBEIT: gut und fruchtbar
ERKENNTNIS: über Gott

DAS ERGEBNIS: keine Fettleibigkeit, sondern „GEKRÄFTIGT MIT ALLER KRAFT".

WARNUNG

NICHT AUFGEBLASEN WERDEN DURCH ERKENNTNIS!

> *„In meinem Herzen habe ich dein Wort verwahrt, auf daß ich nicht wider dich sündige" (Ps 119,11).*

MANGELERNÄHRUNG

Vor vielen Jahren stellte man fest, daß Seeleute, die lange Zeit auf See verbrachten, oft mit einer Krankheit nach Hause kamen, die unter dem Namen „Skorbut" bekannt ist. Das führte z.B. dazu, daß ihr Zahnfleisch leicht blutete. Wenn diese Seeleute jedoch einen ausreichenden Vorrat an Orangen mitnahmen, erkrankten sie nicht an Skorbut. Bei dieser Gelegenheit wurde übrigens das Vitamin C entdeckt. Diese Seeleute waren nicht unterernährt; nein, sie waren falsch ernährt. Sie hatten genug zu essen, aber ihnen fehlte ein wichtiger Nährstoff, der notwendig ist, um sich guter Gesundheit zu erfreuen.

Während meines Medizinstudiums beobachtete ich viele Patienten, die gesünder aussahen als die Leute, die sie untersuchten. Wenn sie sich aber gewissen Tests unterzogen, stellte sich heraus, daß sie bestimmte Krankheiten hatten – verursacht durch einen Vitaminmangel; wurden diese Krankheiten nicht behandelt, konnte das zu ernsthaften gesundheitlichen Problemen führen.

Obwohl man einen Unterschied zwischen Unterernährung und einer Mangelernährung machen muß, gibt es bei starker Unterernährung immer gleiche Symptome wie bei einer Mangelernährung.

Auch im geistlichen Leben gibt es viele Beispiele für Mangelernährung. Wenn ein Gläubiger bestimmte Teile der Schrift völlig ignoriert, wie z.B. die Prophetie, wird er unter Mangelernährung leiden (als wären die „Dinge, die bald geschehen müssen" [Offb 1,1] nicht wichtig). Sicherlich gibt es manche Abschnitte, die schwer zu verstehen sind. Das heißt aber nicht, daß man sie vernachlässigen darf. Für solche, die sich ernstlich bemühen, das Wort Gottes zu verstehen, gibt es immer ausreichende Hilfsmittel. Andererseits leidet jemand, der zwar die „70 Jahrwochen Daniels" (Dan 9,24) erklären kann, der aber nicht die Stellung des Gläubigen in Christus kennt, an einer schlimmen Mangelernährung.

Ein Gläubiger wird mangelhaft ernährt, wenn er Teile der Bibel völlig vernachlässigt. Natürlich gibt es gewisse Schriftabschnitte, die wir öfter lesen und überdenken müssen als andere, aber kein Teil kann völlig und dauerhaft vernachlässigt werden, ohne daß wir einen Ernährungsschaden davontragen. Wer so handelt, wird leicht an geistlicher Mangelernährung leiden und einseitig werden.

Als weiteres Beispiel für eine Erkrankung durch Mangelernährung möchte ich die gesetzliche Haltung nennen. Vielleicht läßt sich mit niemanden schwerer zusammenleben als mit einem Christen, der an Gesetzlichkeit leidet. Er ist ein „Freuden–Killer". Gesetzlichkeit ist eine ernste Krankheit, doch der Patient, der daran leidet, hat meist das Empfinden, sich besserer Gesundheit zu erfreuen als die um ihn herum. Er wundert sich dann, warum andere seine Meinung über ihn selbst nicht teilen. Die richtige medizinische Bezeichnung für seinen Zustand ist nicht gute Gesundheit, sondern subjektives Wohlbefinden.

Wir müssen jedoch einen Unterschied machen zwischen Gesetzlichkeit und Vorsicht im Wandel eines Christen. Wenn ich z.B. lehre, daß man nicht errettet werden kann, wenn man nicht bestimmte Dinge meidet, oder wenn ich die, die das tun, verachte, dann leide ich an Gesetzlichkeit. Wenn ich andererseits diese Dinge meide, weil ich meine Zeit besser nutzen kann und andere Christen *im Geist der Liebe* in dieselbe Richtung ermutige, dann ist das sicherlich keine Gesetzlichkeit. Wir brauchen sehr viel Weisheit in diesen Dingen. Eine allgemeine gute Regel ist, daß man mit sich selbst so streng sein sollte, wie man will,

Noch gesund?

und mit anderen so geduldig – natürlich in Übereinstimmung mit der Schrift – wie nur irgend möglich.

Einige Fälle von Mangelernährung sind darauf zurückzuführen, daß es Bestandteile unserer Nahrung gibt, die bestimmte Substanzen benötigen, damit der Körper sie aufnehmen kann. Zum Beispiel gibt es fettlösliche Vitamine, die nur bei Vorhandensein von Fetten vom Körper aufgenommen werden. Andere wiederum werden, auch wenn sie schon absorbiert sind, nicht die gewünschte Wirkung haben, weil die nur in Verbindung mit anderen Stoffen erzielt wird. Die richtige Verbindung ist auch in geistlicher Hinsicht sehr wichtig.

Hier sind einige Beispiele gesunder Verbindungen:

„Siehe, ich komme bald"	+	*„Handelt bis ich komme"*
(Offb 22,7)		(Lk 19,13)

Die Zusage Seiner Wiederkunft gibt uns Freude und Ermutigung, während wir im Dienst für Ihn beschäftigt sind.

„Gott ist Liebe"	+	*„Gott ist Licht"*
(1. Joh 4,8)		(1. Joh 1,5)

„Unser Gott ist ein verzehrendes Feuer."	+	der *„Gott alles Trostes"*
(Heb 12,29)		(2. Kor 1,3)

Ich denke, daß die Bedeutung der obigen Verbindungen offensichtlich ist. Das eine ohne das andere wird entweder unsere Freude dämpfen oder unsere Aktivität lähmen oder schließlich beides.

Ernährung

Eine traurige Erscheinung bei Mangelernährung, ist das Mißverständnis darüber, was mit Trennung vom Bösen wirklich gemeint ist. Bei vielen wohlmeinenden, aber mangelhaft ernährten Christen hat dies zu einer sektiererischen und isolierenden Haltung gegenüber solchen geführt, die vielleicht nicht so gut belehrt waren wie sie selbst. Dadurch leidet die Sache Christi.

ACHTUNG

SIND DEINE MAHLZEITEN AUSGEWOGEN?

Schlußfolgernd dürfen wir also sagen, daß wir zur Vermeidung von Mangelernährung das ganze Wort Gottes schätzen und uns bemühen sollten, daraus zu lernen und es zu befolgen.

*„Alle Schrift ist von Gott
eingegeben und nütze zur Lehre, zur Überführung,
zur Zurechtweisung, zur Unterweisung
in der Gerechtigkeit,
auf daß der Mensch Gottes vollkommen sei
[d.h. vollendet, völlig ausgebildet],
zu jedem guten Werke völlig geschickt
[d.h. vollständig ausgerüstet]"*
(2. Tim 3,16.17).

In seiner Abschiedsrede an die Ältesten der Versammlung in Ephesus sagte der Apostel Paulus:

„Ich habe nicht zurückgehalten, euch den ganzen Ratschluß Gottes zu verkündigen" (Apg 20,27).

Noch gesund?

LEBENSMITTELVERGIFTUNG

Der Apostel Petrus warnte die Gläubigen bezüglich falscher Lehrer, die heimlich verderbenbringende (zerstörerische) Lehren einführen würden (2. Pet 2,1–3). Er setzt sie mit den falschen Propheten des Alten Testaments gleich, deren Absicht es war, das Volk von Gott abzuziehen und es ins Verderben zu führen. Einige von ihnen redeten im Namen falscher Götter, und andere gaben vor, im Namen des wahren Gottes zu reden. Aber sie alle hatten dieselbe zerstörerische Wirkung. Obwohl die Versammlung weit im voraus gewarnt worden war, sind viele, so wie Petrus es durch den Heiligen Geist vorausgesagt hat, ihren bösen Wegen gefolgt: „Es waren aber auch falsche Propheten unter dem Volke, wie auch unter euch *falsche Lehrer* sein werden, welche verderbliche [zerstörerische] Sekten [heimlich] nebeneinführen werden und den Gebieter[2] verleugnen, der sie erkauft hat, und sich selbst schnelles Verderben zuziehen. Und viele werden ihren Ausschweifungen nachfolgen, um welcher willen der Weg der Wahrheit verlästert werden wird. Und durch Habsucht werden sie euch verhandeln mit erkünstelten Worten; welchen das Gericht von alters her nicht zögert, und ihr Verderben schlummert nicht."

Diese wenigen Verse sind, für sich genommen, eine bemerkenswerte Prophezeiung. Sie sind einer der vielen Beweise für die göttliche Inspiration der Bibel. Ich habe einige Religionen studiert und weiß von keiner unter ihnen, die eine solche Prophezeiung über ihre eigene Zukunft macht. Sicherlich würden Petrus und die anderen Apostel nicht solche Dinge geschrieben haben, wenn sie eine Religion hätten erfinden wollen. Dieselbe Warnung vor dem Abfall und den schrecklichen, zerstörerischen Lehren fin-

---

2 Siehe ebenso Judas 4: „ ... und unseren alleinigen Gebieter und Herrn Jesus Christus verleugnen" und 1. Joh 2,22.23: „...den Vater und den Sohn leugnet."

den wir bei fast allen Schreibern des Neuen Testaments. WESHALB? Weil vergiftete Lebensmittel eine sehr ernste Gefahr darstellen.

Ein kurzer Blick auf die Worte des Petrus zeigt uns sowohl das Motiv als auch die Methode falscher Lehrer. Ersteres ist HABGIER; das zweite ist hinterhältige Ausnutzung mit falschen (d.i. unwahren) Worten. Das ist das Kennzeichen all der schrecklichen Ketzereien unserer Zeit, die wir „Kulte" nennen. Es ist genauso wie Petrus sagte, sie leugnen die eine oder andere kostbare Wahrheit, die die Person unseres Herrn Jesus Christus betrifft. Worin immer ihre Unterschiede bestehen mögen, das haben sie alle gemeinsam. Er sagte ebenso voraus, daß viele ihren bösen Wegen folgen würden, und wir alle beobachten, wie einige von ihnen rasant zunehmen. Trotzdem darf dies den Kultanhängern kein Trost sein, denn Petrus sagte ebenfalls ihre Zukunft und ihr schnell herannahendes Gericht und Verderben voraus.

Im natürlichen Bereich endet eine Lebensmittelvergiftung häufig mit dem Tod. Deshalb spielt sie eine wichtige Rolle im Gesundheitswesen. Geistlich betrachtet, sollten wir vor einer Lebensmittelvergiftung mit großer geistlicher Energie auf der Hut sein.

Gott sei Dank ist das Leben, das wir von Ihm bei der Wiedergeburt empfangen haben, ewiges Leben. Es ist unzerstörbar. Jedoch kann eine Lebensmittelvergiftung bei einem Gläubigen zu einer sehr ernsten Krankheit führen, sogar bis zu einer völligen Lähmung. Du hast sicher schon von Leuten gehört, die durch eine Beatmungsmaschine am Leben erhalten wurden. Solche Leute werden oft zu einer Last für ihre Familienangehörigen. Sie sind völlig untätig. Manchmal kann man, wenn man sie anschaut, nicht sagen, ob sie tot oder lebendig sind.

Wir sollten in diesem Zusammenhang bedenken, daß jemand, der einen andern vergiften will, ihm davon vorher nichts erzählt. Er sagt nicht: „Paß auf, ich habe etwas Gift in dein Essen hineingegeben; iß bitte weiter." Ganz im Gegenteil, er wird das Gift mit gutem Essen vermischen und sicher in einer ansprechenden Art und Weise präsentieren. Ist das nicht auch so bei den zerstörerischen Sekten unserer Zeit? Solche falschen Lehrer mögen großen Eifer an den Tag legen, so daß sie jedes Haus in ihrer Nachbarschaft aufsuchen. Laß Dich davon nicht beeindrucken. Sie mögen vorgeben, moralische Maßstäbe zu haben, die höher zu sein scheinen als die eines „Durchschnittschristen". Laß Dich jedoch auch davon nicht beeindrucken.

BEHANDLUNG

Die Behandlung besteht als erstes einmal im Vermeiden schädlicher Dinge. Hier ist es wirklich so, daß ein wenig Schutz besser ist als ein Pfund Heilsalbe. Man weiß von nur sehr wenigen Leuten, die von den schädlichen Auswirkungen solcher zerstörerischen Sekten genesen sind.

WIE können wir also der Gefahr der LEBENSMITTELVERGIFTUNG entgehen?

Der Apostel Petrus gibt die Antwort im nächsten Kapitel: „Damit ihr gedenket der von den heiligen Propheten zuvor gesprochenen Worte und des Gebotes des Herrn und Heilandes [d.i. die Bibel] durch eure Apostel" (2. Pet 3,2). Wir müssen auf das achten, was die Bibel sagt!

Während ich dieses Kapitel schreibe, fällt mir eine Überschrift in unserer Lokalzeitung ins Auge. Ein Artikel von George Cornell, einem Journalisten der Associated Press, trägt den Titel: „Gutachten zeigt, daß die meisten Amerikaner religiös sind"[3].

Hier einige Auszüge aus seinem Artikel:

„Weitaus die meisten Amerikaner glauben an Gott ... Fast die Hälfte von ihnen gehen jeden Sonntag zur Kirche. Fast in jedem Haus in den Vereinigten Staaten befindet sich wenigstens eine Bibel. *Sie wird jedoch selten gelesen.*"

„,Die Amerikaner verehren die Bibel, *aber sie lesen sie nicht*'. Das ergab eine Meinungsumfrage; nur 12 Prozent lesen sie täglich."

Muß man sich dann wundern, daß sektiererische Lehren es leicht haben, sich unter sog. Christen zu verbreiten, da sie auf wenig oder überhaupt keinen Widerstand stoßen? Natürlich bin ich nicht überrascht, daß die meisten Ungläubigen nicht die Bibel lesen. Doch es ist eine traurige Tatsache, daß Kinder Gottes sie vernachlässigen. Dies geht manchmal so weit, daß sie mit den grundlegenden Wahrheiten nicht vertraut sind.

Die häufigen Ermahnungen des Paulus an Timotheus, seinen geliebten Sohn im Glauben, sind sehr wichtig:

„Bis ich komme, halte an mit dem Vorlesen ... mit dem Lehren" (1. Tim 4,13).

„Habe acht auf dich selbst und auf die Lehre"
(1. Tim 4,16).

„Befleißige dich, dich selbst Gott bewährt darzustellen als einen Arbeiter, der sich nicht zu schämen hat, der das Wort der Wahrheit recht teilt" (2. Tim 2,15).

---

3 Beckley Post Herald, Samstag, 10. Oktober 1983, S. 6.

*„Die ungöttlichen eitlen Geschwätze aber vermeide,
denn sie werden zu weiterer Gottlosigkeit fortschreiten
... die von der Wahrheit abgeirrt sind" (2. Tim 2,16–18).*

WARNUNG

SEI AUF DER HUT VOR FALSCHEN LEHRERN!

NIMM DICH VOR EINER LEBENSMITTELVERGIFTUNG IN ACHT!

*„Weiser als meine Feinde machen mich deine Gebote"
(Ps 119,98).*

Wir müssen jedoch vorsichtig sein, jeden, der nicht in allen Einzelheiten der biblischen Auslegung mit uns übereinstimmt, zu den falschen Lehrern zu rechnen, von denen bei Petrus die Rede ist. Die Grundwahrheiten der Schrift werden uns in einer Weise vermittelt, die nicht einmal von den einfachsten Gläubigen mißverstanden werden kann. Diese Wahrheiten beinhalten die Gottheit unseres Herrn Jesus Christus und die Wirksamkeit Seines erlösenden Werkes am Kreuz. Ferner gehören dazu die völlige Inspiration der Schriften und ihre völlige Autorität, Allgenugsamkeit und Unfehlbarkeit. Wenn jemand z.B. die Einzelheiten prophetischer Ereignisse nicht versteht, so hat das mit unserem Thema Lebensmittelvergiftung nichts zu tun.

Wir haben es nötig, das Wort Gottes demütig unter Gebet zu studieren, damit es uns ernährt und vor Vergiftung schützt.

Kapitel 3:
TRAINING

„Laßt auch uns ... mit Ausharren laufen den vor uns liegenden Wettlauf" (Heb 12,1).

„Ihr liefet gut; wer hat euch aufgehalten ...?" (Gal 5,7).

Seit ungefähr fünfzehn Jahren wird auf die körperliche Gesundheit wieder sehr viel Wert gelegt. Moderne Annehmlichkeiten haben den Menschen vieler notwendiger körperlicher Aktivitäten beraubt, anscheinend aber auch vieler geistlicher Aktivitäten. Die Bequemlichkeit eines gemütlichen Wohnzimmers, die Wärme des Kaminfeuers oder einfach nur ein ruhiger Abend, an dem man „nichts tut", scheinen für viele Christen attraktiver zu sein als Kranke zu besuchen, mit einem Nachbarn über den Herrn zu sprechen oder sogar die Gebets- bzw. Bibelstunde zu besuchen. Die Folge ist, daß wir viel geistliche Kraft verlieren und erschlaffen.

In den vergangenen Jahren war bei uns oft der Slogan zu hören: „Lauf um Dein Leben." Damit meinte man, daß, wenn man länger und gesünder leben wollte, man laufen oder joggen müßte. Ich weiß nicht, ob das übertrieben ist oder nicht. Eins ist jedoch sicher: wenn man nur dasitzt und lange Zeit nichts tut, ist das für die Gesundheit gefährlich. Neben anderen Gefahren können Blutgerinnsel in den Beinen entstehen – in genau den Gliedern, denen wir Ruhe gönnen wollten, haben wir damit die nötige Durchblutung verhindert.

Die Galater scheinen ein Problem gehabt zu haben, das in dieselbe Richtung ging. Sie erlagen der falschen Lehre treuloser Brüder. Der Apostel Paulus schrieb ihnen: „Ihr liefet gut, wer hat euch aufgehalten, daß ihr der Wahrheit nicht gehorchet" (Gal 5,7)?

Was hindert uns, den Wettlauf zu laufen? Die Antwort finden wir in der Ermahnung, die den Hebräern gegeben wurde: „Laßt auch uns, indem wir jede Bürde [o. Last] und die leicht umstrickende Sünde [Sünde, in die wir uns leicht verfangen] ablegen, mit Ausharren laufen den vor uns liegenden Wettlauf, hinschauend auf Jesum" (Heb 12,1).

Hier werden vier Dinge erwähnt, die uns helfen sollen, gut zu laufen:

1. Jede Last oder Belastung ablegen. Sehr oft werden Christen in viele unnötige Vorhaben hineingezogen. Natürlich haben wir unsere Verpflichtungen, denen wir nachkommen müssen. Ich habe Patienten, um die ich mich kümmern muß. Wenn ich aber freiwillig allen möglichen Ausschüssen angehöre, habe ich keine Zeit mehr für geistliche Dinge. Eine Mutter, die für ihren Mann und ihre Kinder zu sorgen hat, die aber Stunden damit zubringt, ihre Blumen zu pflegen, und noch mehr Stunden in dem einen oder anderen Frauenclub verbringt, wird schwerlich – wenn überhaupt – Zeit zum Lesen des Wortes Gottes aufbringen können. Diese Lasten sind – für sich genommen – keine Sünden, aber sie werden uns beim Laufen hindern. WIR MÜSSEN DAHER UNSERE PRIORITÄTEN FESTLEGEN.

2. Die Sünde ablegen, die uns leicht umstrickt. Vielleicht handelt es sich hier besonders um die Sünde des Unglaubens; doch wird uns jede Sünde, wenn wir sie nicht bekennen, hindern. Sie hat eine betäubende Wirkung. Man kann nicht erwarten, gut zu laufen, wenn man halbwegs schläft.

3. Mit Ausdauer laufen. Jeder Athlet lernt, daß er nicht über Nacht zum Meister werden kann. Er muß ein hohes Maß an Geduld und Selbstdisziplin aufbringen.

4. Auf Jesus sehen. Das ist das eigentliche Geheimnis des Gelingens. Bedenke, wie Er das Kreuz erduldet hat wegen der vor Ihm liegenden Freude.

WICHTIG: LEGE DEINE PRIORITÄTEN FEST!

Es ist sicher so, daß körperliches Training im frühen Kindesalter beginnen sollte. Obwohl es auf geistlichem Gebiet nie zu spät ist, dem Herrn zu dienen, ist es bestimmt besser, in jungen Jahren damit zu beginnen. Jeremia sagte: „Es ist dem Manne gut, daß er das Joch in seiner Jugend trage" (Klgl 3,27).

Der König Salomo, der weiseste aller Könige (den KÖNIG DER KÖNIGE ausgenommen) gibt folgenden aktuellen Rat: *„Gedenke deines Schöpfers in den Tagen deiner Jugendzeit"* (Pred 12,1). Dann beschreibt er in packenden Bildern die körperlichen Veränderungen, die das Alter mit sich bringt (Pred 12,1–6) und die uns daran hindern werden, Ihm so zu dienen, wie wir möchten.

> *„Aber die auf den HERRN harren,*
> *gewinnen neue Kraft:*
> *sie heben die Schwingen empor*
> *wie die Adler;*
> *sie laufen und ermatten nicht,*
> *sie gehen und ermüden nicht"*
> *(Jes 40,31).*

Der Christ ist hier auf der Erde zurückgelassen, um Christus darzustellen, „der umherging, wohltuend und heilend" (Apg 10,38). Paulus erklärt in unmißverständlichen Worten, daß wir nicht durch Werke, sondern durch Gnade errettet worden sind. Dann fügt er hinzu, daß diese neue Geburt, diese neue Schöpfung in Christus Jesus „zu guten Werken" ist, „die Gott zuvor bereitet hat, auf daß wir in ihnen wandeln sollen" (Eph 2,8-10). Und der Auftrag des Herrn an Seine Diener lautete: „Handelt, bis ich komme" (Lk 19,13).

Allerdings erfordert Arbeit auch Ruhepausen! Erinnerst Du Dich, wie der Herr zu den Jüngern sagte, als sie von ihrem Einsatz zurückkehrten: „Kommet ihr selbst her an einen öden Ort besonders und ruhet ein wenig aus" (Mk 6,31)? Ausruhen bedeutet nicht Faulheit. Ausruhen ist in geistlicher Hinsicht die stille, persönliche Gemeinschaft mit dem Herrn. Georg Müller, ein Mann Gottes, der Waisenhäuser gründete und ein Mann des Glaubens war, schrieb einmal: „Es hat dem Herrn gefallen, mich eine Wahrheit zu lehren, von der ich schon seit mehr als vierzehn Jahren profitiere. Dies ist der Punkt: Ich sah deutlicher denn je, daß die wichtigste Beschäftigung, der ich jeden Tag nachgehen soll, die ist, meine Seele im Herrn glücklich zu erhalten. Das erste, worum ich besorgt sein muß, ist nicht, wieviel ich dem Herrn dienen kann, sondern wie ich dahin komme, daß meine Seele in einem glücklichen Zustand ist und wie mein innerer Mensch ernährt wird."

Ein wichtiger Aspekt in der Arbeit für den Herrn ist das ZEUGNIS für Ihn. ZEUGNIS schließt ein, daß man das Evangelium der Gnade Gottes anderen vorstellt, ist aber nicht darauf beschränkt. Wenn jemand gläubig geworden ist, wünscht er in der Regel, daß andere seine wunderbare Erfahrung teilen möchten. Allein dadurch nimmt die Freude schon zu. Ich las einmal von einem Mann, der sich während eines Evangeliumsfeldzugs bekehrte. In der nächsten Woche sprach er mit dem Evangelisten und sagte ihm, daß er nicht so glücklich sei wie er erwartet hatte. Der Evangelist fragte ihn, ob er irgend jemandem sein Heil bezeugt habe. Der Mann gab zu, daß er dies nicht getan hatte. In der folgenden Woche erzählte er einigen Menschen davon, und sein Problem war gelöst.

Zeugnis ablegen bedeutet auch, daß man alle Aspekte der Gnade und Güte Gottes verkündet. Nachdem der Apostel Petrus den Gläubigen von ihren Vorrechten und ihrer wunderbaren Stellung geschrieben hatte, fügte er hinzu *„damit ihr die Tugenden dessen verkündigt, der euch berufen hat aus der Finsternis zu seinem wunderbaren Licht"* (1. Pet 2,9).

Dieses „Verkündigen" soll durch Worte und Taten geschehen. Das eine ohne das andere reicht nicht. Wenn ich nur gute Werke tue, aber nicht von Christus rede, so ist das nicht Zeugnis ablegen. Wenn ich rede, mein Leben aber keinen Beweis für Gottes Gnade liefert, sind meine Worte nutzlos. „Damit sie eure guten Werke sehen", sagte der Herr Jesus, „und euren Vater, der in den Himmeln ist, verherrlichen" (Mt 5,16).

Bevor wir dieses Thema abschließen, würde ich gerne einen praktischen Vorschlag machen. Jeder Gläubige sollte an einer bestimmten Arbeit beteiligt sein. Zum Beispiel könnte sich jemand entscheiden, jeden Tag oder jede Woche ein Traktat zu verschicken. Ein anderer kann sich am Gefängnisdienst beteiligen, und ein dritter kann sich entscheiden, die Einsamen in den Krankenhäusern oder Altenheimen zu besuchen. In dieser Sache können wir auch unsere Kinder schon früh ermutigen. Wenn ein Kind gelehrt wird, einen kleinen Betrag seines Taschengeldes an hungernde Kinder im Ausland zu senden, lernt es gute Grundsätze kennen. Wichtig ist, daß jeder von uns klar umrissene Ziele und Verantwortungsbereiche hat. Neben diesen Diensten, die regelmäßig getan werden, müssen wir für Gelegenheiten offen sein, dem Herrn zu dienen und zur Verfügung zu stehen, wenn Nöte auftreten.

„Daher, meine geliebten Brüder, seid fest, unbeweglich, allezeit überströmend in dem Werke des Herrn, da ihr wisset, daß eure Mühe nicht vergeblich ist im Herrn"
(1. Kor 15,58).

Kapitel 4:
HYGIENE

„Geliebte, ... laßt uns uns selbst reinigen von jeder Befleckung des Fleisches und des Geistes" (2. Kor 7,1).

„Ihr seid schon rein um des Wortes willen, das ich zu euch geredet habe" (Joh 15,3).

„Wodurch wird ein Jüngling seinen Pfad in Reinheit wandeln? Indem er sich bewahrt nach deinem Worte"
(Ps 119,9).

Wenn man einen Blick auf die Weltkarte wirft, kann man leicht die Länder anzeigen, wo mangelnde Hygiene alltäglich ist. Parallel dazu findet man dort viele Krankheiten. In denselben Ländern ist die Säuglingssterblichkeit erschreckend hoch.

Schwere Krankheiten, wie Thyphus, Fleckfieber und Cholera sind in zivilisierten Ländern mit guter Hygiene praktisch unbekannt. Wo mangelnde Hygiene zur Lebensweise zählt, gehören diese Krankheiten zum Alltag und erweisen sich oft als fatal. Zweifellos müssen alle wirksamen Maßnahmen zur Ausrottung dieser furchtbaren Krankheiten mit der SAUBERKEIT beginnen.

Hygiene

Der Apostel Paulus schrieb den Korinthern: „Da wir nun diese Verheißungen haben, Geliebte, SO LASST UNS UNS SELBST REINIGEN VON JEDER BEFLECKUNG des Fleisches und des Geistes, indem wir die Heiligkeit vollenden in der Furcht Gottes" (2. Kor 7,1). Vielleicht bezieht sich der Ausdruck „des Fleisches und des Geistes" auf Sichtbares und Unsichtbares, Offenbares und Verborgenes. Er schließt Taten und Gedanken ein: alles, was Menschen sehen können, und das, was allein Gott sieht.

Der Herr Jesus sagte zu Petrus: „Wenn ich dich nicht wasche, so hast du kein Teil mit mir" (Joh 13,8). Dies ist eine sehr ernste Aussage. Sie scheint Petrus aufgerüttelt zu haben, der um nichts in der Welt seinen geliebten Herrn verlieren wollte. Wir sehen also, daß Reinlichkeit, ebenso wie die Ernährung, wichtig ist, sowohl auf körperlichem als auch auf geistlichem Gebiet.

Wie kann ich sauber werden?

Wir müssen uns zuerst bewußt werden, daß uns Sünde in den Augen Gottes unrein macht. Im Alten Testament wird der Sünder mit einem Aussätzigen verglichen, der von sich selbst sagen mußte: „Unrein, unrein" (3. Mo 13,45). Wir erinnern uns an den Aussätzigen, der zum Herrn Jesus kam (Mt 8,2) und Ihn im Vertrauen bat, ihn zu reinigen, wenn Er wollte. Der Herr sagte ihm, daß Er es wollte, und reinigte ihn. Wir sehen weiter, daß die Sünde den Menschen unfähig macht, wegen seiner Unreinheit in der Gegenwart Gottes zu sein. Gott möchte aber den Menschen reinigen, damit dieser Gemeinschaft mit Ihm haben kann.

Im Neuen Testament werden zwei Arten der Reinigung erwähnt. Wenn wir den ersten Schritt zum Herrn tun und an Ihn glauben, nehmen wir Ihn als unseren Heiland an, und Er reinigt uns ein für allemal. Wir können das die *stellungsmäßige Reinigung* nennen. Sie ist ewig, EIN FÜR

ALLEMAL, und braucht nie mehr wiederholt zu werden. Sie bewirkt, daß wir „angenehm gemacht" sind „in dem Geliebten" (Eph 1,6) und „vollendet in ihm" (Kol 2,10). Das ist durch das kostbare Blut des Herrn Jesus geschehen.

Obwohl unsere Stellung vollkommen und unsere Annahme vollständig ist, kann das von unserem Wandel und Verhalten jedoch nicht gesagt werden. Das wird sehr deutlich in der Unterhaltung zwischen dem Herrn und Petrus, die wir bereits zitiert haben (Joh 13,1–17). Der Herr sagte zu Petrus, daß er keine Gemeinschaft mit Ihm haben könne, es sei denn, Er würde seine Füße waschen. Daraufhin erwiderte Petrus, der Herr möge auch seine Hände und sein Haupt waschen. Dann aber erklärte der Herr eine sehr kostbare Wahrheit: Wer ganz gewaschen oder gebadet ist, bei dem braucht dieser Vorgang nicht wiederholt zu werden. Der Herr benutzt hier ein anderes Wort, einen Ausdruck, der das Waschen des ganzen Körpers bezeichnet, nämlich „baden". Lediglich seine Füße (Wandel bzw. Verhalten) müssen gewaschen werden, damit er die Gemeinschaft mit Christus genießen kann. Was seine Stellung betrifft, so erklärt der Herr den Gläubigen für „GANZ REIN" (Joh 13,10b). Es ist sehr wichtig, das klar zu sehen.

Wir haben jetzt gesehen, daß unsere Stellung unveränderlich und unsere Annahme dauerhaft ist und kommen deshalb zu der Frage zurück: „Wie kann ich als Gläubiger rein sein, damit ich Gemeinschaft mit dem Herrn haben kann?" Die Antwort ist offensichtlich zweifach: Vorbeugen und Behandeln – wir müssen Beschmutzung verhindern bzw. den Schmutz wegwaschen, sobald er sichtbar wird. Beides geschieht durch eingehendes Untersuchen des Wortes Gottes unter Gebet und durch Nachdenken darüber.

Hygiene

VORBEUGEN

„Von jedem bösen Pfade habe ich meine Füße zurückgehalten, damit ich dein Wort bewahre" (Ps 119, 101).

„In meinem Herzen habe ich dein Wort verwahrt, auf daß ich nicht wider dich sündige" (Ps 119, 11).

„Wodurch wird ein Jüngling seinen Pfad in Reinheit wandeln? Indem er sich bewahrt nach deinem Worte" (Ps 119, 9).

BEHANDLUNG

„Ihr seid schon rein um des Wortes willen, das ich zu euch geredet habe" (Joh 15,3).

„Wie auch der Christus die Versammlung geliebt und sich selbst für sie hingegeben hat; auf daß er sie heiligte, sie reinigend durch die Waschung mit Wasser durch das Wort" (Eph 5,25.26).

Eine sorgfältige Person, die immer versucht, rein zu bleiben, ist eher geneigt, irgendwelchen Schmutz festzustellen, den sie sich zufällig zugezogen hat. Hingegen wird jemand, der daran gewöhnt ist, schmutzig zu sein, Unreinheit vielleicht nicht bemerken, es sei denn, es handelt sich um etwas Grobes und für alle Offensichtliches.

Je öfter unsere Füße gewaschen werden, desto leichter kann man sie sauberhalten. Im Nahen Osten, wo die Leute oft barfuß auf den Feldern arbeiteten, war die Fußwaschung oft aufwendiger als das gewöhnliche Füßewaschen, das wir kennen. Häufig mußte man die Füße mit einem speziellen Stein schrubben. Je länger der Schmutz an den Füßen war, desto schmerzhafter war dieser Prozeß. Die geistliche Lektion in dieser Sache ist offensichtlich und bedarf keiner Erklärung.

40 Noch gesund?

Es ist wirklich traurig, daß wir häufig in bezug auf körperliche Unreinheit empfindlicher sind als in bezug auf geistliche Unreinheit. Wir erlauben unseren Kindern nicht, mit schmutzigen Händen bei uns am Tisch zu sitzen, meinen jedoch, wir könnten ungehinderte Gemeinschaft mit unserem Gott und Vater unterhalten, ohne uns vorher zu versichern, daß unsere Hände sauber sind. Verbringen wir nicht sehr oft mehr Zeit mit der körperlichen Reinigung, bevor wir zur Gebetsstunde oder zur Wortbetrachtung gehen, als mit der Reinigung durch das Wort Gottes? Dann ist es kein Wunder, daß wir immer wieder um Segensströme bitten und nur einige Tropfen erhalten. Wenn wir uns wirklich reinigen, werden die Segensströme sofort folgen.

FRAGE

WÄSCHST DU IMMER DEINE HÄNDE, BEVOR DU ISST?

„Wasche mich völlig von meiner Ungerechtigkeit, und reinige mich von meiner Sünde!" (Ps 51,2).

„Entsündige mich mit Ysop, und ich werde rein sein; wasche mich, und ich werde weißer sein als Schnee" (Ps 51,7).

„Schaffe mir, Gott, ein reines Herz, und erneuere in meinem Innern einen festen Geist!" (Ps 51,10).

Ein Teilbereich der Wissenschaft der Hygiene beschäftigt sich mit den ansteckenden Krankheiten. Sünde ist eine ansteckende Krankheit. Der Apostel Paulus sagt uns, daß böser Verkehr (oder: schlechter Umgang) gute Sitten ver-

Hygiene

dirbt. Viele Schriftstellen im Alten Testament befassen sich damit, daß die, die ansteckende Krankheiten hatten, – wie wir sagen – „isoliert" werden mußten (z.B. bei Lepra, üblem Ausfluß usw.). Meistens achten informierte Mütter darauf, ihre Kinder von einer an aktiver Tuberkulose erkrankten Person fernzuhalten. Sie wissen, daß diese Kranken schon allein beim Reden Bazillen verbreiten können; und sie wollen ganz sicher nicht, daß ihre Kinder sich diese Bazillen einfangen. Stimmt es, daß wir manchmal weniger besorgt sind, wenn es um geistliche Hygiene geht? Ist eine körperliche Krankheit in unseren Augen schwerwiegender als eine geistliche? Wir wollen jeder für sich ernstlich vor dem Herrn darüber nachdenken!

„Darum gehet aus ihrer Mitte aus und sondert euch ab, spricht der Herr, und rühret Unreines nicht an, und ich werde euch aufnehmen; und ich werde euch zum Vater sein, und ihr werdet mir zu Söhnen und Töchtern sein, spricht der Herr, der Allmächtige"
(2. Kor 6, 17.18).

ÜBERLEGUNGEN

Wir wollen nun einen Augenblick innehalten und einige der Gedanken vertiefen, die wir bereits weiter oben überdacht haben. Wir haben gesehen, daß das Wort Gottes erstens unsere Nahrung ist und zweitens das Wasser zu unserer Reinigung. Wir wollen uns einmal vorstellen, daß jemand mehrere Tage lang keine Nahrung angerührt und sich außerdem mehrere Wochen lang nicht gewaschen hat. In was für einem Zustand würden wir ihn wohl antreffen? Erbarmungswürdiger Mensch! Wir wären todunglücklich, wenn es jemand wäre, den wir liebhaben. Der Gedanke, so etwas würde unserem eigenen Kind widerfahren, ist entsetzlich. Denken wir wirklich, daß Gott, unser Vater, sich weniger um Seine Kinder kümmert, als wir das bei unseren Kindern tun? Nehmen wir weiter an, wir würden eine solche Person besuchen, und sie würde zu uns sagen: „Ich weiß nicht, warum ich mich so schwach fühle. Es scheint mir, als hätte ich gar keine Energie." Würde das nicht lächerlich klingen? Es könnte auch sein, daß der Betreffende sich fragt, warum die Leute meinen, daß er nicht allzu gut rieche. Darf man nicht erwarten, daß er die Antwort selbst weiß? Scheint diese Illustration zu kindisch? Ja, weil wir in materieller Hinsicht tatsächlich weiser geworden sind als in geistlichen Dingen.

Offensichtlich braucht eine solche Person viel Hilfe. Das führt uns zu einem weiteren wichtigen Gesichtspunkt unserer Untersuchung: wie hilft man einem Unterernährten und solchen, die die geistliche Hygiene vernachlässigt haben?

Der Unterernährte. Der Herr Jesus Christus legte großen Wert darauf, daß Seine Schafe geweidet würden. Das war Sein letzter persönlicher Auftrag an Petrus, den wir im Johannesevangelium nachlesen können (Kapitel 21, 15–17). Als Petrus selbst älter wurde, beauftragte er die Ältesten, das gleiche zu tun (1. Pet 5,1.2). (Wir sehen also, daß es ein Vorrecht ist, für die Ernährung der Gläubigen zu sorgen.)

Der Herr beschreibt den treuen und weisen Diener als jemand, der den Gläubigen, d.h. denen, die zum „Haushalt" des Herrn gehören, Nahrung *zur rechten Zeit* gibt (Mt 24,45). Das bedeutet, daß sie die rechte Speise zur rechten Zeit erhalten. Dieser Punkt ist sehr wichtig. Eine Mahlzeit, die für eine Person zu einer bestimmten Zeit genau richtig sein kann, kann unter anderen Umständen sehr ungeeignet, ja sogar schädlich für eine andere Person sein. Versetzen wir uns in die Lage eines kranken Kindes, das einige Tage lang keine feste Speise zu sich genommen hat und dem man dann schwer verdauliche Dinge zum Frühstück vorsetzt. Solch eine Mahlzeit könnte zum Erbrechen führen und dazu, daß es für längere Zeit das Essen verweigert. Es erfordert vor allem Weisheit von oben, Nahrung zur rechten Zeit zu geben. Wir müssen beten, daß die Nahrung, die wir geben, weder zu schwer verdaulich noch zu leicht ist, also ohne Nährwert ist. Sie soll weder zu kalt noch zu heiß sein. Ebenso soll sie mit Salz gewürzt sein, um dem Hörenden Gnade darzureichen (Kol 4,6 und Eph 4,29). Jesaja sprach prophetisch über den Herrn Jesus:

„Der Herr, Herr hat mir eine Zunge der Belehrten gegeben, damit ich wisse, den Müden durch ein Wort aufzurichten."

Dann fügt er hinzu:

„Er weckt jeden Morgen, er weckt mir das Ohr, damit ich höre gleich solchen, die belehrt werden. Der Herr, HERR, hat mir das Ohr geöffnet, und ich, ich bin nicht widerspenstig gewesen, bin nicht zurückgewichen" (Jes 50,4.5).

Wir sehen also, daß derjenige, der die ZUNGE der Belehrten hat, auch das OHR des Belehrten haben muß.

Der Unreine. In Johannes 13, 1–17 haben wir viele wertvolle Belehrungen, was gegenseitiges Füßewaschen betrifft.

(1) Vor dem Feste des Passah aber, als Jesus wußte, daß seine Stunde gekommen war, daß er aus dieser Welt zu dem Vater hingehen sollte - da er die Seinigen, die in der Welt waren, geliebt hatte, liebte er sie bis ans Ende.
(2) Und während des Abendessens, als der Teufel schon dem Judas, Simons Sohn, dem Iskariot, es ins Herz gegeben hat-

te, daß er ihn überliefere, (3) steht [Jesus], wissend, daß der Vater ihm alles in die Hände gegeben, und daß er von Gott ausgegangen war und zu Gott hingehe, (4) von dem Abendessen auf und legt die Oberkleider ab; und er nahm ein leinenes Tuch und umgürtete sich.

(5) Dann gießt er Wasser in das Waschbecken und fing an, die Füße der Jünger zu waschen und mit dem leinenen Tuch abzutrocknen, mit welchem er umgürtet war.

(6) Er kommt nun zu Simon Petrus, und der spricht zu ihm: Herr, du wäschest meine Füße?

(7) Jesus antwortete und sprach zu ihm: Was ich tue, weißt du jetzt nicht, du wirst es aber hernach verstehen.

(8) Petrus spricht zu ihm: Du sollst nimmermehr meine Füße waschen! Jesus antwortete ihm: Wenn ich dich nicht wasche, so hast du kein Teil mit mir.

(9) Simon Petrus spricht zu ihm: Herr, nicht meine Füße allein, sondern auch die Hände und das Haupt. (10) Jesus spricht zu ihm: Wer gebadet ist, hat nicht nötig, sich zu waschen, ausgenommen die Füße, sondern ist ganz rein; und ihr seid rein, aber nicht alle. (11) Denn er kannte den, der ihn überlieferte; darum sagte er: Ihr seid nicht alle rein.

(12) Als er nun ihre Füße gewaschen und seine Oberkleider genommen hatte, legte er sich wiederum zu Tische und sprach zu ihnen: Wisset ihr, was ich euch getan habe? (13) Ihr heißet mich Lehrer und Herr, und ihr saget recht, denn ich bin es. (14) Wenn nun ich, der Herr und der Lehrer, eure Füße gewaschen habe, so seid auch ihr schuldig, einander die Füße zu waschen. (15) Denn ich habe euch ein Beispiel gegeben, auf daß, gleichwie ich euch getan habe, auch ihr tuet.

(16) Wahrlich, wahrlich, ich sage euch: Ein Knecht ist nicht größer als sein Herr, noch ein Gesandter größer, als der ihn gesandt hat.

(17) Wenn ihr dies wisset, glückselig seid ihr, wenn ihr es tut.

Wenn man Vers 2 genau liest, sieht man, daß die Begebenheit, von der hier die Rede ist, sich während des Abendessens abgespielt hat. Das unterstreicht die Bedeutung dieser Sache. Wir stehen während des Abendessens nicht wegen unbedeutender Dinge auf, erst recht nicht, wenn wir das leicht später erledigen könnten. In den Versen 1 und 3 sehen wir, daß der Herr wußte, was geschehen würde. Er wußte auch, daß dieselben Jünger, deren Füße Er gerade waschen wollte, im Begriff standen, Ihn zu verlassen. Ebenso wußte Er, daß Petrus, dessen Füße Er unbedingt waschen mußte, Ihn unter Fluchen und Schwören verraten würde. Der Herr wußte auch, daß Er völlig frei war in Seinem Handeln, da der Vater Ihm alle Dinge in die Hände gegeben hatte. Dennoch entschloß Er sich, die Füße der Jünger zu waschen. Warum? Weil Er „die Seinigen, die in der Welt waren [d.h. die, die noch Gefahr liefen, sich zu beschmutzen]", und die Er geliebt hatte, bis ans Ende lieben würde (Joh 13,1). Daher ist die LIEBE die Grundvoraussetzung, um jemandem die Füße zu waschen. Das ist nicht nur Liebe „weil", sondern „trotzdem". Manche Füße mögen so schmutzig sein, daß sie nicht gut riechen, aber die Liebe überwindet solche Schwierigkeiten.

Als nächstes sehen wir, daß der Herr Jesus Sein Gewand ablegt und ein Tuch umbindet. Ablegen und Anziehen. Dies beschreibt – auf unseren Herrn bezogen – Sein ganzes Leben auf der Erde. Paulus nimmt Bezug darauf, wenn Er sagt: Er machte „sich selbst zu nichts" (wörtlich: „entäußerte" oder „entleerte" sich selbst) und nahm „Knechtsgestalt" an (Phil 2,6–8; s. Fußnote). Auf uns angewandt, heißt das: Wenn wir die Füße unserer Brüder waschen wollen, müssen wir jedes Prestige ablegen. Jede Ehre, die die Welt uns verliehen haben mag, auch wenn sie uns rechtmäßig zusteht, muß abgelegt werden, damit wir uns das Tuch (Symbol für einen Diener) umbinden können. Mit anderen Worten: Stolz ist hier nicht angebracht.

Dann wäscht der Herr den Jüngern die Füße. Er mußte zu ihren Füßen sitzen, um das tun zu können. Hier zeigt sich wahre DEMUT. Versuche doch einmal, jemandes Füße zu waschen, während Du auf einem hohen Stuhl sitzest. Ich sage dir, daß das nicht ungefährlich ist. Man kann dabei leicht fallen und sich den Arm oder gar das Genick brechen.

„Hoffart geht dem Sturze, und Hochmut dem Falle voraus" (Spr 16, 18). Genau wie beim Essen, so darf auch beim Füßewaschen das Wasser weder zu kalt noch zu warm sein. Auch dafür brauchen wir Weisheit von oben. Wir wollen diesen Abschnitt mit den Worten des Herrn abschließen: *„Wenn ihr dies wisset, glückselig seid ihr, wenn ihr es tut"* (Joh 13,17).

Das Wort Gottes (Psalm 119)

BELEBUNG, d.h. lebendig machen: „Nimmermehr werde ich deine Vorschriften vergessen, denn durch sie hast du mich belebt" (Vers 93).

NAHRUNG für unsere Seelen: „Wie süß sind meinem Gaumen deine Worte, mehr als Honig meinem Munde!" (Vers 103).

WASSER zur Reinigung: „Wodurch wird ein Jüngling seinen Pfad in Reinheit wandeln? Indem er sich bewahrt nach deinem Worte" (Vers 9).

LICHT für unseren Pfad: „Dein Wort ist Leuchte meinem Fuße und Licht für meinen Pfad" (Vers 105).

WAFFE zur Verteidigung: „So werde ich Antwort geben dem mich Höhnenden; denn ich vertraue auf dein Wort" (Vers 42)

Hygiene

„Von aller Vollkommenheit habe ich ein Ende gesehen; sehr ausgedehnt ist dein Gebot" (Vers 96).

„In Ewigkeit, HERR, steht dein Wort fest in den Himmeln" (Vers 89).

Wir haben uns bisher mit folgenden Themen befaßt: ERNÄHRUNG, TRAINING, HYGIENE

FRAGEN

1. Nehmen wir ausreichende und regelmäßige Mahlzeiten zu uns, und vermeiden wir dabei Unterernährung und eine falsche Ernährung? Setzen wir sie in unserem täglichen Leben in Arbeit um? Und sind wir uns der Gefahr einer Lebensmittelvergiftung bewußt?

2. Erinnern wir uns daran, daß wir arbeiten müssen, während wir noch können? Denn es kann eine Zeit kommen, in der wir es nicht mehr können. Denken wir auch daran, daß wir in Christus Jesus zu guten Werken geschaffen worden sind? Wenn das so ist, dann wollen wir jedes Hindernis abwerfen und uns vor der Sünde hüten, indem wir mit Ausharren laufen und AUF JESUS sehen.

3. Achten wir darauf, daß wir rein bleiben? Waschen wir uns sofort jeden Schmutz ab, der an uns klebt? ERINNERN WIR UNS: der Herr ermahnte Petrus nicht, weil seine Füße gewaschen werden mußten, sondern weil er sich dem Waschen widersetzen wollte.

4. Sind wir schließlich in dieser Hinsicht für andere besorgt? Dann sollten wir Ihn nachahmen.

Kapitel 5:
DIE INNERE EINSTELLUNG

„In Stillsein und in Vertrauen würde eure STÄRKE sein"
(Jes 30,15).

„Denn die Freude an dem HERRN ist eure STÄRKE"
(Neh 8,10).

„Aber die auf den HERRN harren, gewinnen neue KRAFT" (Jes 40,31).

Wir kommen jetzt zu einer Kategorie von Problemen, die weder durch Ernährung (z.B. Unterernährung) noch durch Bazillen (bei Unsauberkeit) verursacht werden: Die Art und Weise, wie wir auf schwierige und bedrückende Umstände in unserem Leben reagieren, hat einen großen Einfluß, nicht nur auf unsere seelische, sondern auch auf unsere körperliche Gesundheit. Eine falsche Blickrichtung in schwierigen Situationen kann zu Depressionen[4] und in der Folge zu psychosomatischen Krankheiten führen.

Manche Leute denken wohl, daß es sich bei Niedergeschlagenheit und Angst um Probleme handelt, die nur für unsere Zeit typisch sind. Das stimmt natürlich nicht, obwohl sie heutzutage sicherlich häufiger vorkommen. Einige der großen Männer Gottes hatten mit Angst und Niedergeschlagenheit zu tun. Nehmen wir zum Beispiel den

---

[4] Wir weisen darauf hin, daß hier nur von einer der möglichen Ursachen von Depressionen gesprochen wird. Viele Depressionen stehen in einem engen Zusammenhang mit der organischen Verfassung der Person. In solchen Fällen kann nicht von einer verkehrten Blickrichtung gesprochen werden, und das Erteilen von Ratschlägen bedarf großer Sachkenntnis und Weisheit, damit die Problematik nicht noch verstärkt wird. (Anm. d. Hsg.).

sehr mutigen Mann Gottes, den Propheten Elia. Einmal trat er furchtlos dem König Ahab entgegen und kündete ihm das Gericht Gottes an, daß es nicht regnen würde. Er trat sogar Hunderten von falschen Propheten einschließlich dem König entgegen, wodurch er einen ungeheuren Mut bewies. Dennoch litt Elia wenig später unter tiefer Niedergeschlagenheit. Sie nahm solche Ausmaße an, daß er sterben wollte, denn er hatte Angst vor Isebel. Die Antwort Gottes auf sein Problem war: „Gehe hinaus und stelle dich auf den Berg vor dem HERRN." Er fürchtete sich, weil er auf die Umstände schaute. Das Geheimnis seines Sieges, den er vorher errungen hatte, bestand darin, daß er vor dem HERRN stand (vgl. 1. Kön 17,1; 1. Kön 19,4.9–11).

Oder betrachten wir David, der Löwen und Bären tötete und den Riesen Goliath erschlug (1. Sam 17,33–37). Er ist der Verfasser des 27. Psalms: „Der HERR ist mein Licht und mein Heil, vor wem sollte ich mich fürchten? ... Wenn ein Heer sich wider mich lagert, nicht fürchtet sich mein Herz; wenn Krieg sich wider mich erhebt, hierauf vertraue ich" (V. 1.3). Trotzdem ist derselbe David bei anderer Gelegenheit sehr ängstlich und furchtsam, so daß der Heilige Geist über ihn berichtet: „Und David machte sich auf und floh an selbigem Tage vor Saul, und er kam zu Achis, dem König von Gath ... Und David ... fürchtete sich sehr vor Achis, dem König von Gath" (1. Sam 21,10.12). Es ist interessant festzustellen, daß das, was er befürchtet hatte, nie eintrat, denn er kam nicht durch die Hand Sauls um (vgl. 1. Sam 27,1). Tatsächlich überlebte er Saul um etwa 40 Jahre. Saul starb, nicht jedoch David, und David wurde König an seiner Statt. So verhält es sich auch mit vielen Befürchtungen, die wir haben. Außerdem ist es bemerkenswert, daß seine Rechnung nicht aufging, denn als er in das Land der Philister zog, nahmen sie ihn nicht auf, und er gab vor, ein Verrückter zu sein – eine sehr beschämende Sache für einen gesalbten König. Nach seiner Rückkehr schrieb er den 34. Psalm, der die rechte Lösung seiner Probleme aufzeigt. So sagte er u.a. in diesem Psalm: *„Ich suchte den HERRN, und er antwortete mir; und aus allen meinen Beängstigungen errettete er mich. Sie blickten auf ihn und wurden erheitert, und ihre Angesichter wurden nicht beschämt"* (Ps 34,4: lies auch die Überschrift und die Verse 1–8). Wir sehen also, daß David ängstlich und furchtsam wurde, als er auf sich selbst und seine Umstände sah. Als er sich an die Philister um Hilfe wandte, wurde er enttäuscht und beschämt. Als er aber auf den HERRN schaute, wurde er von seinen Ängsten befreit, sein Angesicht erhellte sich, und er wurde nicht beschämt.

Ein weiteres Beispiel finden wir beim Schreiber des 42. Psalms. Hören wir, was er zu sich selbst sagt: „Was *beugst du dich nieder*, meine Seele, und bist *unruhig* in mir?" (V. 5) „Niedergebeugt" und „unruhig" sind eine sehr verbreitete Kombination. Tatsächlich treten beide zusammen häufiger auf als jeweils für sich. Welche Lösung nennt der Schreiber dieses Psalms für sein Problem? Die Antwort liegt in der folgenden Aussage: „HARRE AUF GOTT!" (V. 5).

Wir sehen also, daß die Ursache für Niedergeschlagenheit und Ängste darin liegt, daß man auf die Umstände schaut. Die Hilfe besteht darin, daß man auf den Herrn schaut.

Im Neuen Testament gibt uns der Apostel Paulus durch den Heiligen Geist in einigen wenigen Versen die Hilfe für schwierige und bedrückende Situationen. Diese finden wir in Philipper 4,4–7:

> *„Freuet euch in dem Herrn allezeit!*
> *Wiederum will ich sagen: Freuet euch!*

Die innere Einstellung

Laßt eure Gelindigkeit [d.h. Nachgiebigkeit, Milde, Duldsamkeit, Nachsicht] kundwerden allen Menschen; der Herr ist nahe [d.h. in der Nähe].

Seid um nichts besorgt [d.h. ängstlich], sondern in allem lasset durch Gebet und Flehen mit Danksagung eure Anliegen vor Gott kundwerden;

und der FRIEDE GOTTES, der allen Verstand übersteigt, wird eure Herzen und euren Sinn bewahren in Christo Jesu."

Ich kenne nichts von Menschen Geschriebenes, was die Schönheit und Weisheit dieser wenigen Verse übertrifft. Gute christliche Literatur zu diesem Thema basiert auf diesen wenigen Versen und ist eine Erläuterung dieser Verse.

Der Apostel Paulus behandelt das Problem der Niedergeschlagenheit mit folgenden Worten: „Freuet euch in dem Herrn allezeit." Niemand kann sich beständig freuen und gleichzeitig unter tiefer Niedergeschlagenheit leiden. Keiner kann sich „allezeit" freuen, wenn er sich nicht im Herrn freut. Die Worte „Wiederum will ich sagen: Freuet euch!" haben neben der besonderen Betonung eine sehr spezielle Bedeutung. Wir erinnern uns daran, daß der Apostel mit Silas die Philipper aufsuchte und daß sie dort mit vielen Schlägen geschlagen und ins Gefängnis geworfen wurden. Doch was taten sie im Gefängnis? Sie beklagten ganz sicher nicht ihr Unglück. Paulus und Silas „lobsangen" ihrem Gott (Apg 16, 23-25). Sie freuten sich im Herrn, da sie wußten, daß Er alles leitete. Das ist der Grund, warum sie sich überhaupt freuen konnten. Der Apostel Paulus sagt uns also mit anderen Worten: Glaubt mir, ich weiß, wovon ich spreche, ihr könnt euch immer im Herrn freuen, und ich wiederhole es: Freuet euch!

Danach geht er auf das Problem der Angst ein: „Seid um nichts besorgt." Das bedeutet, daß wir uns um nichts Sorgen machen sollen, also keine Opfer der Angst werden sollen. Aber wie soll das geschehen? Die Antwort ist, daß dieser Aussage eine sehr lebendige Wahrheit voransteht, nämlich: „Der Herr ist nahe." Das will sagen: Du bist nicht alleingelassen, der Herr ist sehr nahe, Er ist in deiner Nähe. Alles, was du tun mußt, besteht darin, daß du es Ihm sagst. „Sondern in allem lasset durch *Gebet* und *Flehen* mit *Danksagung* eure Anliegen vor Gott kundwerden" (Phil 4,6). „Flehen" bedeutet, daß du dir deiner Not bewußt bist und sie Ihm sagst und nicht gewohnheitsmäßig etwas hersagst. „Mit Danksagung" bedeutet, daß du dir sicher bist, daß Er gewillt ist, dir zu helfen.

Gesetzt den Fall, ich würde dich bitten, auf dem Heimweg einen Brief für mich in den Briefkasten zu werfen. Wenn ich davon überzeugt bin, daß du es tun wirst, werde ich die Bitte aussprechen und dir gleichzeitig dafür danken. Im Falle unseres Gottes und Vaters können wir sehr sicher sein, daß Er sich des Problems annehmen wird, das uns Angst zu machen droht, und deshalb können wir Ihm danken. Es kann sein, daß Er nicht genau das tut, worum wir Ihn bitten, aber Er wird das tun, was gut für uns ist. Wir werden sehen, daß Er „alles wohlgemacht" hat (Mk 7, 37), und daß Er „über alles hinaus zu tun vermag, über die Maßen mehr, als was wir erbitten oder erdenken" (Eph 3,20). Wir werden dann die Bedeutung der göttlichen Erklärung verstehen, „daß denen, die Gott lieben, alle Dinge zum Guten mitwirken" (Röm 8,28).

Wir sehen also, daß die

– Hilfe bei Niedergeschlagenheit darin besteht, sich im Herrn zu freuen.

– Hilfe bei Angst darin besteht, auf den Herrn zu vertrauen.

Mit dieser *inneren Haltung der Freude* und des *Vertrauens* können wir angesichts bedrückender Umstände doch den *Frieden Gottes, der allen Verstand übersteigt,* genießen! Dieser Friede wird unsere Herzen bewahren.

Danach sagt uns der Heilige Geist in Philipper 4, 8.9, wie die Dinge sein sollen, über die wir nachdenken sollen. Sie sollen wahr, würdig, gerecht, rein, lieblich und wohllautend sein. Und das daran geknüpfte Versprechen lautet: DER GOTT DES FRIEDENS WIRD MIT EUCH SEIN. Wunderbar! Zuerst ist von dem Frieden Gottes die Rede, danach von dem Gott des Friedens selbst. Können wir mehr erwarten?

An dieser Stelle mag es gut sein, an die Tatsache zu erinnern, daß jeder Gläubige Frieden *mit* Gott hat. Dennoch erfreut sich nicht jeder Gläubige des Friedens Gottes. Frieden mit Gott zu haben bedeutet für den Gläubigen, daß er mit Gott versöhnt ist und nie mehr verlorengehen wird. Der Friede Gottes wird jedoch von solchen erfahren, die Seinen Willen tun und ihre Sorgen auf ihn werfen.

Für mich war es sehr ermutigend, von den Umständen zu erfahren, in denen einige unserer schönsten geistlichen Lieder entstanden sind. H.G. Spafford schrieb sein berühmtes Lied „Mir ist wohl in dem Herrn", nachdem seine Kinder bei einem Schiffsunglück ums Leben gekommen waren. Joseph Scriven schrieb das international bekannte Lied „Welch ein Freund ist unser Jesus" nach einer sehr niederschmetternden emotionalen Erfahrung. Diese Männer haben wirklich den Frieden Gottes erfahren und ihre bedrückende Situation überwunden, ohne daß es aus einer falschen Blickrichtung heraus zu krankhaften Zuständen gekommen ist.

Bis jetzt haben wir uns hauptsächlich mit Niedergeschlagenheit und Angst beschäftigt und negative Folgen angedeutet, die durch eine verkehrte Blickrichtung hervorgerufen werden können. Ich möchte eine weitere, sehr schädliche innere Haltung hinzufügen. Sie hat schon für viele Schwierigkeiten bei Einzelpersonen, aber auch unter Versammlungen von Gläubigen gesorgt. Es ist die Haltung des Nicht–Vergebens. Eine Person, die nicht vergibt, fühlt sich immer unglücklich und macht andere ebenfalls unglücklich.

EINIGE REZEPTE FÜR EINE GESÜNDERE INNERE HALTUNG:

„Freuet euch in dem Herrn allezeit!" (Phil 4,4)

„Indem ihr alle eure Sorge auf ihn werfet; denn er ist besorgt für euch" (1. Pet 5,7).

„Fürchte dich nicht, du kleine Herde" (Lk 12,32).

„Seid guten Mutes, ich bin's; fürchtet euch nicht" (Mt 14,27).

„Denn euer himmlischer Vater weiß, daß ihr dies alles bedürfet" (Mt 6,32).

„... fürchte ich nichts Übles, denn du bist bei mir" (Ps 23,4).

WEITERE REZEPTE:

„Seid aber gegeneinander gütig, mitleidig, einander vergebend, gleichwie auch Gott in Christo euch vergeben hat" (Eph 4,32).

„Wandelt in Liebe, gleichwie auch der Christus uns geliebt ... hat" (Eph 5,2).

„Seid gegeneinander mit Demut fest umhüllt; ... den Demütigen aber gibt er Gnade" (1. Pet 5,5).

„Lernet von mir, denn ich bin sanftmütig und von Herzen demütig, und ihr werdet Ruhe finden für eure Seelen" (Mt 11,29).

Wir dürfen uns an die große Schatzkammer – das Wort Gottes – wenden, um noch eine Menge weiterer Rezepte zu erhalten. Der Vorrat ist unbegrenzt. Alle Rezepte werden kostenfrei abgegeben, und wir dürfen so oft nachfordern, wie wir möchten!

*„Die Frucht des Geistes aber ist:
Liebe, Freude, Friede, Langmut, Freundlichkeit,
Gütigkeit, Treue, Sanftmut, Enthaltsamkeit"
(Gal 5,22.23).*

Noch gesund?

Kapitel 6:
DENKSCHUTZ

„Seid nüchtern, wachet" (1. Pet 5,8).

„Die jugendlichen Lüste aber fliehe" (2. Tim 2,22).

„Sollte jemand Feuer in seinen Busen nehmen, ohne daß seine Kleider verbrännten? oder sollte jemand über glühende Kohlen gehen, ohne daß seine Füße versengt würden" (Spr 6, 27.28)?

Dieses Kapitel befaßt sich mit sogenannten „Unfällen". Jemand mag alle Prinzipien, die zu einer guten Gesundheit beitragen, beachten, wie z.B. vernünftige Ernährung, Bewegung und Hygiene – dennoch kann ihm ein Unfall zustoßen, der seine Gesundheit stark beeinträchtigt. Er kann z.B. auf irgend etwas Glitschiges treten, ausrutschen, fallen und Bein oder Arm brechen. Oder er wird vielleicht einen Moment lang abgelenkt, während er die Straße überquert, und von einem Auto angefahren. Unfälle spielen im Gesundheitswesen inzwischen eine wichtige Rolle. Das ist nicht verwunderlich, da sie unter den häufigsten Todesursachen obenanstehen. Mit dem Rückgang der Kindersterblichkeit durch ansteckende Krankheiten wurden Unfälle zur häufigsten Todesursache bei den Kleinen.

Nun drei wichtige Regeln, die uns helfen, Verletzungen zu vermeiden:

1. Wir müssen uns ausreichend informieren

2. Wir müssen wachsam sein

3. Wir dürfen kein Risiko eingehen

INFORMIERT SEIN

In einigen Berufen muß man, bevor man mit der Arbeit beginnt, einen Kursus absolvieren. Dieser endet mit einer Prüfung, die das Vertrautsein mit den Gefahren einer speziellen Tätigkeit feststellt. Ich wohne in einer Gegend, wo Kohle abgebaut wird. In den letzten zehn Jahren gab es in der Kohleindustrie plausible Gründe dafür, die Bergleute in der Unfallverhütung auszubilden.

Die Bibel enthält betreffs der Gefahren, die uns umgeben, alle Informationen, die wir brauchen. Sie warnt uns vor unserem Feind, SATAN, und ermahnt uns, nüchtern und wachsam zu sein, denn er ist wie ein brüllender Löwe (1. Pet 5,8). Jeder würde, wenn er in der Nähe das Brüllen eines umherschweifenden Löwen hörte, für sich und seine Kinder Vorsichtsmaßnahmen treffen. Offensichtlich nehmen wir jedoch unsere geistlichen Feinde weniger ernst. Vielleicht liegt das daran, daß wir unsere geistlichen Feinde nicht mit eigenen Augen sehen. Paulus versichert uns jedoch, daß sie ganz real sind, und jeder Christ weiß eigentlich, daß das so ist: „Denn unser Kampf ist nicht wider Fleisch und Blut, sondern wider die Fürstentümer, wider die Gewalten, wider die Weltbeherrscher dieser Finsternis, wider die geistlichen Mächte der Bosheit in den himmlischen Örtern" (Eph 6,12).

Deshalb schärft der Apostel Paulus uns ein, die GANZE WAFFENRÜSTUNG GOTTES anzuziehen. Es wäre gut für jeden Christen – besonders aber für junge Gläubige – die Einzelheiten dieser Waffenrüstung oft zu lesen und sich mit ihnen vertraut zu machen. Lies Epheser 6, 10–18 sorgfältig durch. Wenn ein Soldat seine Waffen richtig gebrauchen will, muß er zuerst gut mit ihnen vertraut sein. Wir müssen uns also mit dem Helm auskennen, der unsere Gedanken schützt, und mit dem Brustharnisch, der unser Herz und auch unsere Atmung schützt. Du wirst bemerken, wie umfassend dieser Schutz ist. Jedes lebensnotwendige Teil wird geschützt. So wird also eine Hand das Schwert halten und die andere den Schild. Eins wird beim Studium dieser wunderbaren Waffenrüstung sehr deutlich: wir brauchen jedenfalls das Wort Gottes, um die Schlacht zu gewinnen.

Ein weiterer Feind, über den das Wort Gottes uns belehrt, heißt die WELT. Das bezieht sich auf die Dinge in dieser Welt, die für einen Gläubigen anziehend sind, ihm jedoch geistlichen Schaden zufügen können. Der Apostel Johannes erklärt, daß diese Dinge die „Lust des Fleisches", die „Lust der Augen" und der „Hochmut des Lebens" sind (1. Joh 2,16). Wir brauchen diese Warnungen dringend, denn alle diese Dinge gefallen uns von Natur aus. Unsere gegenwärtige Zivilisation hat vielen Gläubigen auf eine sehr unterschwellige Art falsche Wertvorstellungen vermittelt. Sie erliegen so der Anziehungskraft dieser Dinge.

Der dritte Feind, vor dem wir in der Schrift gewarnt werden, ist unsere eigene Natur – oft das FLEISCH genannt. Wenn man dieser alten Natur nachgibt, wird man stolz, rachsüchtig und neidisch. Lies bitte Galater 5, 19–26 sorgfältig durch.

SEI WACHSAM

Man kann noch so gut informiert sein, ist man aber nicht wachsam, so kann das zu schwerwiegenden Verletzungen bei einem Unfall führen. Ein cleverer Geschäftsmann kann unterwegs durch eine Reklame, die ihm für sein Geschäft gute Möglichkeiten eröffnet, abgelenkt werden. Er kann stolpern und fallen. Anstelle des erhofften Gewinns erleidet er finanzielle Einbußen und hat einen gebrochenen Arm zu beklagen. Ich denke, daß die geistliche Lektion ganz eindeutig ist.

Hier in Amerika sieht man bisweilen an den Straßen ein Schild mit der Aufschrift:

„IN SCHLÄFRIGEM ZUSTAND ZU FAHREN, KANN SIE FÜR IMMER EINSCHLAFEN LASSEN."

Wir können über die stark befahrene Landstraße unseres Lebens nicht im Halbschlaf fahren. Deshalb werden wir in dieser Hinsicht oft ermahnt:

> „Wache auf, der du schläfst" (Eph 5,14).
>
> „Seid nüchtern, wachet" (1. Pet 5,8).
>
> „Daß die Stunde schon da ist, daß wir aus dem Schlaf aufwachen sollen" (Röm 13,11).

KEIN RISIKO EINGEHEN

Der Leiter eines Bergwerks, ein Mann mit langer Berufserfahrung, sagte einmal, daß viele Bergwerksunglücke durch riskantes Verhalten entstehen. Der Verunglückte dachte, daß er eine Vorsichtsmaßnahme unbeachtet lassen könnte und trotzdem davonkommen würde. „Warum nicht?" sagt vielleicht jemand, „ich kenne jemanden, der das getan hat, und es ist ihm nichts passiert." Das ist eine sehr gefährliche und bedauernswerte Haltung. Wenn man in geistlicher Hinsicht Risiken eingeht, ist das ebenfalls gefährlich. Viele Christen sind in Schwierigkeiten gekommen, weil sie sich sagten: „Ich glaube nicht, daß es mir schaden wird, wenn ich dorthin gehe oder dies oder das versuche." Sie ziehen die Schlußfolgerung und sagen: „Der und der ist ein Christ, und er tut das auch." Wenn etwas mit einem Risiko behaftet ist, so laß die Finger davon.

Ich las einmal eine Geschichte von einem reichen Mann, der zu der Zeit lebte, als man sich noch mit Einspännern und Pferden fortbewegte. Er lebte in einem Palast. Die Straße, die zu seinem Palast führte, lag an einem steilen Hang. Eines Tages suchte er einen Kutscher und interviewte die drei Bewerber, die sich gemeldet hatten. Er fragte jeden, wie dicht er am Abhang entlangfahren könne. Der Erste sagte ihm, er sei in der Lage, einen fußbreit vom Abhang entfernt zu fahren. Der Zweite versicherte ihm, er könne direkt am Abhang entlangfahren! Dann sagte der dritte Bewerber: „Mein Herr, wenn Sie jemanden suchen, der am Abhang der Straße entlangfahren kann, dann bin ich nicht der richtige Mann. Ich bleibe immer so weit wie möglich davon entfernt!" Natürlich bekam dieser die Stelle. Viele Christen fahren, gehen oder bleiben zu nahe am Abhang stehen.

INFORMIERE DICH:	Lies deine Bibel.
SEI WACHSAM:	Lies sie unter Gebet.
GEHE KEIN RISIKO EIN:	Gehorche dem Wort.

Zum Schluß möchte ich noch ein paar Bemerkungen machen über

1. Unfallgefährdung und über

2. Gebiete mit erhöhter Unfallgefahr

1. In gewisser Hinsicht sind wir alle unfallgefährdet. Jedoch scheint dies bei einigen mehr hinter dem Steuer der Fall zu sein, als bei der täglichen Arbeit, während es bei anderen umgekehrt ist. Wieder andere sind auf verschiedenen Gebieten gefährdet. Obwohl man immer vorsichtig sein muß, sollte man doch den Gebieten besondere Aufmerksamkeit widmen, wo man um seine besonderen Schwächen weiß. Manche von uns haben Mühe mit der Zunge: sie neigen zu Klatsch oder Geschwätz. Andere haben Not mit ihrem Temperament,

und wieder andere mit der Einteilung ihrer Zeit oder ihres Geldes.

2. Jeden Tag sehe ich auf meinem Weg zum Krankenhaus ein großes Schild mit der Aufschrift: „Gebiet mit erhöhter Unfallgefahr". Zusätzlich zieht ein gelbes Blinklicht die Aufmerksamkeit der Verkehrsteilnehmer auf das Schild. Das bedeutet, daß man, obwohl man sowieso vorsichtig gefahren ist, nun besondere Vorsicht walten lassen muß, da die kleinste augenblickliche Ablenkung tragische Folgen haben kann.

Solche Gebiete gibt es auch in unserem Leben als Christen. Für junge Leute bergen z.B. sexuelle Versuchungen große Gefahren – obwohl Erwachsene nicht davon ausgenommen sind. Es ist nicht verwunderlich, daß der Apostel Paulus ein Warnschild und ein gelbes Blinklicht benutzt, wenn er seinem geliebten Timotheus, einem jungen Mann, schreibt: „Die jugendlichen Lüste aber FLIEHE" (2. Tim 2,22). Und zu den Korinthern sagt er: „FLIEHET die Hurerei!" (1. Kor 6,18). Joseph in Ägypten muß dieselbe Warnung aus derselben göttlichen Quelle gehört haben, die ihm sagte: „Flieh, Joseph!", denn als die Frau seines Herrn ihn versuchte, lesen wir, daß er sein Gewand in ihrer Hand ließ und FLOH (vgl. 1. Mo 39, 7–15). Wir wissen, wie Gott ihn später ehrte. Ja, Er bekennt sich zu denen, die Ihn ehren.

Wir erinnern uns andererseits, wie David auf diesem Gebiet einmal fehlte. Bei dieser Verfehlung brachte er auf sich und andere – wie das meistens der Fall ist – viel Leid und Beschämung. Wenn heutzutage ein junger Christ, der bis dahin durch sein Elternhaus von vielem Bösen abgeschirmt war, wegen seiner Ausbildung in ein Internat oder ein Wohnheim ziehen muß, betritt er ein „Gebiet erhöhter Unfallgefahr". Dann hat er es nötig, sehr wachsam zu sein.

Noch gesund?

Es gibt noch viele andere Gebiete mit hohem Risiko. Wir sollten sie kennen, um Verletzungen in unserem geistlichen Leben vorzubeugen. Ich möchte noch eins im Bereich der Lehre nennen. Genauer gesagt, beziehe ich mich auf die gleichgültige Haltung gegenüber Kulten. Ich glaube, dieses Gebiet sollte „Helm-Bereich" genannt werden. Man sieht solche Schilder auf Baustellen. Sie weisen darauf hin, daß hier besonders die Gefahr besteht, sich Kopfverletzungen zuzuziehen. Wenn du überzeugt bist, daß der Herr möchte, daß du mit einem Sektenmitglied sprechen sollst, dann bitte Ihn jedenfalls vorher um einen „festen Sinn". Gib dich nicht aus Neugierde mit solchen Leuten ab. DAS IST ZU GEFÄHRLICH. Man könnte auch vom „SPERRGEBIET" sprechen! Das ist sicherlich nicht für jeden Christen gedacht.

Wir können alle aus dem Kinderlied lernen, wo es heißt: „Paß auf, kleines Auge, was du siehst." In den folgenden Strophen gibt dieses Lied ähnliche Ratschläge für die kleinen Ohren und das, was sie hören sollen, für die kleine Zunge und wie sie reden soll, die kleinen Hände und was sie tun sollen und die kleinen Füße, wohin sie gehen sollen. Ich glaube, daß diese Ermahnung ebenso nötig für große Augen, große Ohren, große Zungen, große Hände und große Füße ist.

Kapitel 7:
GEFAHRENSIGNALE ERKENNEN

„Ein jeder aber wird versucht, wenn er von seiner eigenen Lust fortgezogen und gelockt wird. Danach, wenn die Lust empfangen hat, gebiert sie die Sünde" (Jak 1,14.15).
„Was ich aber euch sage, sage ich allen: Wachet!" (Mk 13,37).

Ein weiterer, wichtiger Grundsatz zur Erhaltung der Gesundheit besteht darin, sich Gefahrensignale bewußt zu machen. Eine der lohnensten Aufgaben der Amerikanischen Krebsgesellschaft ist ihr Aufklärungsprogramm. Vielleicht ist die Liste mit Gefahrensignalen, die sie für Krebs aufgestellt haben, bekannt. Darauf sind z.B. folgende für Krebs typische Alarmsignale vermerkt: eine Geschwulst, eine wunde Stelle, die nicht heilt, unerklärlicher Gewichtsverlust oder blutiger Auswurf usw.

Auch im Leben eines Christen gibt es Gefahrensignale. Wir können sie hier nicht alle umfassend behandeln, wohl aber einige Beispiele nennen. Wenn ein Gläubiger bei sich *keinen Hunger mehr nach dem Wort Gottes* verspürt, wird er sicher bald eine ernste Krankheit bekommen. Dieser Zustand wird bald Unterernährung zur Folge haben, falsche Ernährung und Unreinheit, zusammen mit den Komplikationen, die das mit sich bringt. Manchmal fängt das sehr unterschwellig an, indem jemand z.B. überaus beschäftigt ist in der Arbeit für den Herrn! Oder es beginnt damit, daß man Kommentare und Aufsätze liest, die bestimmt wertvoll sind, aber niemals Gottes Wort ersetzen können. Es gibt Leute, die religiöse Schriften lesen, nicht aber die Bibel. Wenn diese Leute jemanden von ihrer Ansicht überzeugen wollen, zitieren sie „So und So", anstatt zu sagen

„so sagt der Herr". Ich hoffe, daß ich in diesem Punkt nicht mißverstanden werde. Ich bin überzeugt, daß wir gute Kommentare und Auslegungen brauchen. Ich warne jedoch sehr davor, diese nur rein verstandesmäßig zu studieren, ohne dabei über das Wort Gottes nachzudenken und sich davon zu ernähren.

Ein weiteres Gefahrensignal liegt vor, wenn man *zu beschäftigt ist, um noch beten zu können*. Wenn wir in der rechten Art beschäftigt sind, werden wir die dringende Notwendigkeit zu beten erkennen. Man hat schon gesagt, daß unser geistliches Leben nicht über unser Gebetsleben hinauswachsen kann – und das ist sicher wahr.

In direktem Zusammenhang mit den beiden obengenannten Punkten steht es, wenn das *Verlangen fehlt, an unseren Bibelstunden, Gebetsstunden oder an anderen Zusammenkünften der Gläubigen teilzunehmen*. Wenn man mehr Freude daran hat, die Sportschau zu sehen, als anzubeten oder eine Bibel- oder Gebetsstunde zu besuchen, dann sollte man dies als ein eindeutiges Gefahrensignal einstufen.

Es gibt viele andere Gefahrensignale. Je sensibler wir der Stimme des Geistes Gottes gegenüber sind, desto bereitwilliger werden wir die Gefahrensignale erkennen. Wir können noch einige aufzählen, wie etwa Zorn (d.i. rasches Aufbrausen), Gleichgültigkeit gegenüber der Not anderer, mangelnde Bereitschaft, jemandem zu vergeben, der Wunsch nach Anerkennung durch Menschen und die Ablehnung der Korrektur durch andere.

Kurzum, alle Dinge, vor denen das Wort Gottes warnt, stellen ein Gefahrensignal dar. Ich möchte hauptsächlich darauf hinweisen, daß wir diese Signale nicht ignorieren dürfen. Wir sollten nicht warten, bis sich alle Symptome bei uns zeigen. Folgende Regel bei der Krebsdiagnose gilt auch im geistlichen Bereich: Je früher ein Leiden diagnostiziert und behandelt werden kann, desto besser sind die Heilungschancen.

Kapitel 8:
REGELMÄSSIGE KONTROLLEN.

„Ein jeder aber prüfe sich selbst, ... wenn wir uns selbst beurteilten, so würden wir nicht gerichtet" (1. Kor 11,28.31).

„Erforsche mich, Gott, und erkenne mein Herz; prüfe mich und erkenne meine Gedanken" (Ps 139,23).

Jeder weiß heute, daß man seine Arztbesuche nicht auf Zeiten der Krankheit beschränken sollte. Vielmehr sollte man sich in regelmäßigen Abständen gründlich untersuchen lassen. Der Grund liegt auf der Hand: man kann eine Krankheit haben, ohne sich ihrer bewußt zu sein. Um eine solche Krankheit feststellen zu können, muß man sich oft bestimmten ärztlichen Tests und Untersuchungen unterziehen. Der Arzt weiß nun einmal mehr über den menschlichen Körper und seine Probleme als der Patient. In vielen Fällen enthüllen diese Untersuchungen eine ernste Krankheit in frühem Stadium, von der der Patient überhaupt nichts wußte. Die meisten Ärzte können dazu viele Beispiele aus ihrer Praxis zitieren. Viele große Unternehmen haben den Wert regelmäßiger Untersuchungen erkannt. Sie arrangieren diese „Checkups" (Gesundheitsprüfung oder Arbeitsmedizinische Untersuchung) für ihre leitenden Angestellten, denn diese sind für die Firma sehr wertvoll und schwer zu ersetzen. Einige Kliniken haben sich auf diesem Gebiet spezialisiert. Man nennt sie Diagnose--Kliniken.

Jeder Gläubige hat freien und unbeschränkten Zugang zu Gottes Diagnose-Klinik: Er kann den Herrn bitten, ihn gründlich zu untersuchen. David bat Gott um einen gründlichen „Checkup", als er sagte: *„Erforsche mich, Gott, und erkenne mein Herz; prüfe mich und erkenne meine Gedanken! Und sieh, ob ein Weg der Mühsal bei mir ist, und leite mich auf ewigem Wege!"* (Ps 139, 23.24).

Ich habe mich oft gefragt, ob wir wirklich diese Bitte an Gott richten könnten, oder ob wir besser sagen sollten: „Erforsche mich, Gott, aber forsche nicht zu tief." David war sich bewußt, daß Gott ohnehin alles über ihn wußte. Dies scheint ihn zuerst irgendwie beunruhigt zu haben (Lies Psalm 139,1–12). Er fragte sich, ob er sich jemals vor Gott verstecken könne und gab selbst die Antwort darauf: Unmöglich! Schließlich ist er sicher, daß es das Beste für ihn ist, wenn Gott ihn erforscht.

Das trifft auch für uns manchmal zu. Wir mögen uns davor fürchten, daß etwas entdeckt wird. Am Ende sind wir jedoch immer dankbar für das Ergebnis. Das ist bei medizinischen Untersuchungen genauso. Der Patient mag eine ärztliche Untersuchung umgangen haben, weil er sich fürchtet vor dem, was entdeckt werden könnte. Stellen wir uns aber seine Freude vor, wenn ihm schließlich mitgeteilt wird, daß alles in Ordnung ist! Vielleicht kann ihm auch gesagt werden, daß etwas gefunden wurde, was jetzt noch behandelt werden kann. Hätte er länger gewartet, wäre es vielleicht zu spät gewesen.

Regelmäßige Kontrollen

Natürlich gibt es im medizinischen Bereich Fälle, wo der Arzt nur die Krankheit benennen, aber keine Heilung erreichen kann. Unser Herr kann IMMER beides: diagnostizieren und heilen. Wir sehen das auch in Davids Gebet: Er bittet Gott zuerst darum, ihm den falschen Weg zu zeigen. „Sieh", sagt er, „ob ein Weg der Mühsal bei mir ist." Aber damit begnügt er sich nicht. Dann bittet er Ihn, ihn auf dem richtigen Weg zu leiten.

Im Neuen Testament werden wir ebenfalls unterwiesen, Selbstgericht zu üben. Der Apostel Paulus sagt uns durch den Heiligen Geist, daß uns dies viel Kummer und Bedauern ersparen wird. „Ein jeder aber prüfe [untersuche] sich selbst." Wenn wir uns selbst richten (d.h. uns selbst erkennen), werden wir nicht gerichtet. Tun wir das aber nicht, müssen wir damit rechnen, daß der Herr uns züchtigt (1. Kor 11,28–32). Manche mißverstehen das, als ob man ungefähr eine Stunde – oft nur ein paar Minuten – vor dem Mahl des Herrn einen schnellen, gewohnheitsmäßigen „Checkup" absolvieren müßte. Ich glaube, daß hier von einer täglichen Selbstüberprüfung die Rede ist. Sie macht es erst möglich, im Lichte der göttlichen Gegenwart am Tisch des Herrn ohne ein anklagendes Gewissen zu sitzen.

Möge der Herr uns die Gnade geben, diese Selbstbeurteilung zu erlernen. Gleichzeitig wollen wir Ihn bitten, uns zu erforschen und uns unsere Fehler und Schwächen zu zeigen, bevor sie zu katastrophalen Zuständen werden.

Der Punkt, den ich sowohl in diesem, als auch im vorangehenden Kapitel betonen wollte, ist folgender: Beseitigen wir ein Problem, bevor es festsitzt bzw. bevor es echten Schaden anrichtet; das führt zu großem Segen. Wir können dann wieder gut funktionieren und Gefäße sein, die dem Hausherrn nützlich zum Gebrauch sind. Auf diesem Weg vermeiden wir unnötige Unterbrechungen der Freude und Gemeinschaft mit dem Herrn.

Wie jeder von uns weiß, haben viele Krankheiten eine Inkubations-Phase. Während dieser Zeit gibt es keine eindeutigen Symptome, obwohl sich die Keime im Körper rapide vermehren. Wenn man gegen diesen Zustand nichts unternimmt, werden bald alle Anzeichen der Krankheit auftreten. Die Bibel beschreibt das so: „Ein jeder aber *wird versucht, wenn er von seiner eigenen Lust fortgezogen und gelockt wird*. Danach, wenn die Lust *empfangen hat*, gebiert sie die Sünde; die Sünde aber, wenn sie *vollendet ist, gebiert* den Tod" (Jak 1,14.15). Was wir als Sünde erkennen, ist daher oft das letzte Offenbarwerden einer verborgenen Sünde, der wir während einer Zeit erlaubt hatten, in unserem Herzen Fuß zu fassen. Obwohl unbemerkt, war sie doch da. Sie fand Eingang in unser Herz, bevor sie sich in unserem Handeln zeigte. Deshalb werden wir ermahnt, mit aller Entschiedenheit unser Herz zu bewahren. Nach Sprüche 4, 23 kommen von dort „die Ausgänge des Lebens". Wir sollten also unsere Herzen prüfen und den Herrn bitten, uns zu erforschen.

WICHTIG:

WANN WAR DEIN LETZTER CHECKUP?

WER HAT DICH UNTERSUCHT?

Bevor wir dieses Kapitel abschließen, müssen wir noch den Unterschied zwischen Selbstüberprüfung und Selbstbeschäftigung betonen. Dieser Unterschied kann durch ein einfaches Beispiel klargemacht werden. Wir nehmen einmal an, daß ich einen Garten besitze, in dem sich etwas Unkraut befindet. Ich gehe hinein und erzähle etwas über die guten Früchte, die er hervorbringt und bedaure lediglich, daß das Unkraut auch da ist. Letzteres ist Beschäftigung mit sich selbst. Wenn ich aber einfach alles Unkraut jäte, das ich sehe, und dann weitermache mit allem, was ich sonst noch tun muß, dann ist das Selbstüberprüfung.

Der Zweck ist nicht, daß man das eigene Ich zum Zentrum des Interesses macht, sondern die Herrlichkeit des Herrn. Möge der Herr uns helfen, die erwähnte Unterscheidung zu beachten.

Kapitel 9:
DER GROSSE ARZT

„Denn ich bin der HERR, der dich heilt" (2. Mo 15,26).

„Und sie brachten zu ihm alle Leidenden ..., und er heilte sie" (Mt 4,24).

„Als es aber Abend geworden war, brachten sie viele Besessene zu ihm ..., und er heilte alle Leidenden" (Mt 8,16).

„Die Starken bedürfen nicht eines Arztes, sondern die Kranken" (Mt 9,12).

Auch wenn jemand sehr auf seine Gesundheit achtet, kann er letztlich nicht verhindern, daß er einmal gebrechlich wird. Ob nun jemand die Schuld an seiner Krankheit trägt oder nicht, er muß in jedem Fall Hilfe bei einem fähigen Arzt suchen. So ist das auch auf geistlichem Gebiet; „denn wir alle straucheln oft" (Jak 3,2). Der König Salomo sagt: „Denn unter den Menschen ist kein Gerechter auf Erden, der Gutes tue und nicht sündige" (Pred 7,20). Der Apostel Johannes schreibt: „Wenn wir sagen, daß wir keine Sünde haben, so betrügen wir uns selbst" (1. Joh 1,8). Und weiter: „Wenn wir sagen, daß wir nicht gesündigt haben, so machen wir ihn zum Lügner" (1. Joh 1,10).

Ich glaube nicht, daß jemand von uns in dieser Sache anderer Meinung ist. Weiter bin ich sicher, daß wir alle froh sind, daß der Herr Jesus Christus unser großer Arzt ist. Wir erinnern uns, wie Er „umherging, wohltuend und heilend ALLE, die von dem Teufel überwältigt waren" (Apg 10,38). Denen, die widersprachen, sagte Er, daß Er für Sünder gekommen sei. Denn „Gesunde" brauchen keinen Arzt, wohl aber Kranke (Mt 9,12). Alle „Mühseligen und Beladenen" (Mt 11,28) lud Er herzlich zu sich ein. Damals wie heute hat Seine Klinik 24 Stunden am Tag geöffnet. Vereinbarungen brauchen nicht getroffen zu werden. An der Tür hängt immer ein Schild mit der Aufschrift: „WILLKOMMEN! TRETEN SIE EIN!" Alle Dienstleistungen sind kostenlos, da die Rechnung im voraus von Ihm selbst bezahlt worden ist. Er wird uns nie an einen Spezialisten zu überweisen brauchen, da Er beides in Seiner Person vereinigt: Er ist praktischer Arzt und Spezialist zugleich.

Während manche Ärzte verständnisvoll und andere mehr geschäftsmäßig, manche freundlich und andere etwas barsch sind, während einige eine angenehme Art haben und andere wieder nicht, wird dieser Arzt so beschrieben: „Alles an ihm ist lieblich" (Hld 5,16). Er ist außerdem sehr mitfühlend: „Wie ein Vater sich über die Kinder erbarmt, so erbarmt sich der HERR über die, welche ihn fürchten" (Ps 103,13). Und weiter heißt es von Ihm: „Da er die Seinigen, die in der Welt waren, geliebt hatte, liebte er sie bis ans Ende" (Joh 13,1). Es gibt ÜBERHAUPT NICHTS, was uns von Seiner Liebe trennen könnte (Röm 8, 39). Er hilft uns hindurch bis zum Ende, und Er kann eine Heilung in genau 100% aller Fälle garantieren.

Er verlangt jedoch, daß man bestimmte Bedingungen erfüllt:

1. Zunächst muß der Patient durch und durch ehrlich sein; er muß alles bekennen. Einer Seiner Patienten sagte einmal: *„Wenn ich es in meinem Herzen auf Frevel abgesehen hätte, so würde der Herr nicht gehört haben"* (Ps 66,18). Es hat wirklich keinen Sinn, daß man versucht, etwas zu verbergen, da Er schon über alles Bescheid weiß. Wir fragen uns vielleicht, warum wir dann überhaupt etwas bekennen müssen, wenn Er doch schon genau informiert ist. Die Antwort ist sehr einfach. Wenn wir Sünde in unserem Leben nicht bekennen und Er uns dennoch heilen würde, dann würden wir denken, solche Sünden seien harmlos. Wir würden dann wieder in dieselbe Krankheit verfallen.

2. Dann müssen wir willig sein, Seine Medizin zu nehmen und Seine Anweisungen genau zu befolgen. Manchmal schmeckt die Medizin nicht gut, aber am Ende werden wir froh sein, sie eingenommen zu haben. Er kann mich z.B. anweisen, hinzugehen und einen Bruder um Vergebung zu bitten. Dies empfinden meine Geschmacksnerven als etwas sehr Übelschmeckendes. Wenn ich es aber nicht tue, werde ich mich nicht der Gesundheit erfreuen, wie ich es mir erhoffe. Und wenn ich in meinem Starrsinn verharre, wird mein Zustand sich so weit verschlechtern, bis ich für Seinen Dienst völlig unbrauchbar werde. Manchmal entschließt Er sich, einen bestimmten chirurgischen Eingriff vorzunehmen. Oft schrecken wir bei diesem Gedanken zurück. Aber wir brauchen keine Angst zu haben. Ihm ist noch nie eine Sache schiefgegangen. Wenn wir es recht besehen, sind wir für Ihn nicht nur Fälle, sondern Glieder Seines eigenen Leibes - *„von seinem Fleisch und von seinen Gebeinen"* (Eph 5, 30).

Dieser große und wunderbare Arzt mag uns dahin bringen, daß wir Tränen vergießen, aber es sind Tränen der

Trauer und der Freude vermischt. Wir werden am Ende IMMER froh sein.

Satan haßt es, wenn wir kerngesund sind. Er wird immer versuchen, uns zu überreden, unsere Probleme selbst zu lösen, ohne daß wir den großen Arzt aufsuchen. Mit einfachen Worten ausgedrückt, bedeutet das, daß er versuchen wird, uns zu hindern, so daß wir nicht mehr zum Beten kommen. Die Kommunikation mit unserem großen Arzt besteht einerseits im Gebet und andererseits im Lesen des Wortes Gottes unter Gebet. Durch Gebet reden wir zu Ihm, und durch die Schriften redet Er zu uns.

Beim Studium der ganzen Waffenrüstung Gottes haben wir die wichtige Rolle des Wortes Gottes erkannt, dargestellt in dem Schwert des Geistes. Stellen wir uns einen Soldaten vor, der mit den besten Waffen ausgerüstet ist. Wird er dann aber aufs Schlachtfeld geschickt, bricht jede Verbindung mit der Truppe ab. Das ist auch bei uns der Fall, wenn wir nicht beten. Deshalb heißt der siebte Punkt der Waffenrüstung Gottes: „Zu aller Zeit betend mit allem Gebet und Flehen in dem Geiste ... in allem Anhalten" (Eph 6,18). Wenn ein Soldat auf Nachrichtenverbindungen angewiesen ist, damit er die für ihn notwendigen Anweisungen erhält, sind wir Christen es auch. Genau wie ein Soldat Zugang zu ärztlicher Nothilfe haben muß, brauchen auch wir sie. Und Gott sei Dank: Er ist immer gegenwärtig und fähig, in Notzeiten zu helfen. Er hat den schnellsten ärztlichen Notdienst mit dem Motto: „Ehe sie rufen, werde ich antworten" (Jes 65,24).

Für Ungläubige stellt das Gebet eine Last dar, bestenfalls jedoch ein Ritual. Für jedes Kind Gottes ist es nicht nur notwendig, sondern eine Freude und ein Vorrecht.

Kapitel 10:
ZUSAMMENFASSUNG

In dieser kurzen Untersuchung der wichtigsten Punkte, die eine gute Gesundheit ausmachen, haben wir die Notwendigkeit gesehen, das Wort Gottes regelmäßig, oft und unter Gebet zu studieren.

ERNÄHRUNG

Das Wort Gottes ist unsere Nahrung. Obwohl wir gewisse Teile öfter lesen müssen als andere, sollte kein Teil ganz vernachlässigt werden. Gute Kommentare und Aufsätze sind hilfreich, sollten aber das Studium des Wortes nicht ersetzen – sie sollen es ergänzen. Wir müssen dem fleischlichen Wunsch, Wissen zu erlangen, widerstehen. Was wir lernen, sollte in die Praxis umgesetzt werden. Dadurch vermeiden wir, aufgeblasen zu werden. Wir sollten uns auch vor falschen Lehrern hüten.

ÜBUNG

Um den vor uns liegenden Wettlauf zu laufen, müssen wir unnötige Belastungen und Verwicklungen vermeiden. Wir müssen Geduld lernen, indem wir zu dem Herrn Jesus aufschauen.

HYGIENE

Das Wort Gottes ist nicht nur unsere Nahrung, sondern auch unser Reinigungswasser. Deshalb dürfen wir nicht nur Hörer, wir müssen auch Täter sein. Je öfter wir uns reinigen, desto leichter wird es sein, rein zu bleiben, und desto harmonischer wird unsere Gemeinschaft mit dem Herrn und untereinander sein.

INNERE HALTUNG

Eine vergebende und liebevolle Haltung anderen gegenüber sowie eine vertrauensvolle Haltung gegenüber unserem Gott wirken sich positiv auf unsere geistliche Gesundheit aus.

SICHERHEIT

Wir sollten in sicheren Bahnen denken und dabei kein Risiko eingehen. Unfälle stellen eine Hauptursache für Krankheiten dar.

GEFAHRENSIGNALE

Bei Gefahrensignalen sollten wir sofort Hilfe beim Herrn suchen.

REGELMÄSSIGE GENERALUNTERSUCHUNG

Jeder Christ sollte die Methode der Selbstprüfung (nicht: Beschäftigung mit sich selbst) erlernen und praktizieren. Wir sollten uns häufig in der Gegenwart des Herrn aufhalten und Ihn bitten, uns unser Zukurzkommen zu zeigen.

DER GROSSE ARZT

Wir wollen uns vor allem bemühen, den großen Arzt immer besser kennenzulernen. Wir sollten nichts vor Ihm verbergen und Seine Anweisungen befolgen. So werden wir uns sicher einer stabilen Gesundheit erfreuen.

GUTE GESUNDHEIT!